AF166064

1 Ernährung bei Bauchspeicheldrüsenkrebs

Diese Empfehlungen bitte immer mit Ernährungsberater/in, Arzt oder Diätologen/in absprechen! Die Rezepte und Zutatenlisten unterstützen die medizinischen Therapien.

Die Kalorienangaben frischer Zutaten (Obst und Gemüse) und die Inhaltsstoffe schwanken je nach Qualität und Erntezeit. Die Inhalte wurden von einer Diätologin und einer Ernährungsberaterin für die Traditionelle Chinesische Medizin (TCM) geprüft.

Autor:
©2022 Josef Miligui
Liebe Leserinnen und Leser, ich wünsche Ihnen viel Erfolg und gutes Gelingen bei der Umstellung Ihrer Ernährung. Dieses Buch wurde aus eigener Erfahrung mit Krankheit und Ernährung geschrieben und ich habe schon immer das Zubereiten guter Speisen geschätzt. Wenn Sie nicht so geübt sind im Kochen, empfiehlt sich ein Kurs bei Ernährungsberatern oder Diätologen, die Ihnen die Grundlagen der Kochmethoden sowie die richtige Verarbeitung der Zutaten vermitteln können. Anhand der Lebensmittellisten aus diesem Buch können Sie weitere Rezepte entwickeln und entdecken.

Quelle:
Die Listen werden aus der EBNS-Datenbank für die Ernährungsberatung generiert. Die Datenbank wird von Ernährungsberater, Therapeuten und Ärzte für die Beratung der Patienten/Klienten verwendet und ermöglicht eine Kombination mehrerer Syndrome.

Literaturliste:
Wir haben die Unterlagen als Wissensbasis genutzt und an unsere Erfahrungen angepasst und ergänzt.
www.ebns.at

Herstellung und Verlag:
BoD – Books on Demand, Norderstedt
ISBN: 9783734783432

Krebs-Therapieunterstützung bei Bauchspeicheldrüsenkrebs
(Buch: 100)

1 Ernährung bei Bauchspeicheldrüsenkrebs 1
   1.1 Vorwort 4
   1.2 Beschreibung 7
   1.3 Therapiestrategie 7
   1.4 Vermeiden 8
2 Speiseplan 8
   2.1 Frühstück 8
   2.2 Jause 8
   2.3 Mittag 9
   2.4 Nachmittag 9
   2.5 Abend 10
3 Rezepte 11
   3.1 Adzukibohnen-Reis-Suppe 11
   3.2 Andalusischer Fischtopf 11
   3.3 Aprikosen-Hafer-Kugeln mit Acaipulver 12
   3.4 Artischockensuppe 13
   3.5 Astronautenkost 14
   3.6 Austernpilze mit Spargel 14
   3.7 Bandnudeln mit Blattspinat 15
   3.8 Basmatireis + Zucchini-Tofupfanne 16
   3.9 Bittergurke mit Tomaten-Gemüse 17
   3.10 Bohnenpasta pikant süß 18
   3.11 Champignonsalat mit Kresse 18
   3.12 Dinkelgrießbrei mit Beeren der Saison 19
   3.13 Geröstete Hirse mit Pflaumenkompott 20
   3.14 Gerstenschrotsuppe 21
   3.15 Götterspeise 21
   3.16 Grießklößchensuppe 22
   3.17 Grundrezept für eine nahrhafte Gemüsebrühe 23
   3.18 Grundrezept für eine Rinderbrühe 24
   3.19 Heidelbeer-Quark mit Acaipulver 25
   3.20 Herzhaftes Winterfrühstück 25
   3.21 Joghurt mit Honig und Nüssen 26
   3.22 Kichererbsen mit Karotten, Hijiki und Rosinen 27
   3.23 Kürbisklößchen mit Tomatensoße 28
   3.24 Linsen-Kastanien-Suppe mit Curry 29
   3.25 Mungbohnen-Eintopf 30
   3.26 Porridge mit Kirschen 30
   3.27 Preiselbeer-Joghurt-Mix 31

3.28	Provenzalische Nudelpfanne	32
3.29	Quinoa mit Pfirsich	33
3.30	Reissuppe mit frischen Früchten	33
3.31	Reissuppe mit geraspelten Karotten	34
3.32	Rettichgemüse mit Meerrettich	35
3.33	Rettichsaft	36
3.34	Rosmarinkartoffeln	36
3.35	Schwarzwurzel mit Joghurt	37
3.36	Sellerie-Kartoffel-Cremesuppe	38
3.37	Selleriesaft	39
3.38	Smoothie mit Spinat Banane und Kiwi	39
3.39	Tee aus Hagebutten	40
3.40	Tee aus Stangensellerie	40
3.41	Teemischung appetitanregend	41
3.42	Überbackenes Chicoréegemüse	41
3.43	Vollmilch-Getreide-Brei	42
3.44	Zucchini mit Basilikum-Pesto	42
4	Wirkung der Lebensmittel	44
4.1	Zutaten verwenden: empfehlenswert	44
4.2	Zutaten verwenden: ja	45
4.3	Zutaten verwenden: wenig	50
4.4	Kontraindikativ wirkende Lebensmittel nicht verwenden	51
5	Komplementär	52
5.1	Fertiggetränk	52
5.1.1	Aronia (Apfelbeeren)	52
5.2	Heil-Tee (Aufguss)	52
5.2.1	Cannabis	52
5.2.2	Kümmel	53
5.2.3	Rooibos	53
5.2.4	Wermut	53
5.3	Kaltauszug (Mazerat)	54
5.3.1	Sennesblätter	54
5.4	Kapseln	54
5.4.1	Holunderschwamm, Chinesische Morchel, Mu Err	54
5.5	Komplementäre Anwendung	54
5.5.1	Akupunktur	54
5.5.2	Apitherapie	55
5.5.3	Ayur Veda	56
5.5.4	Einschlafkissen mit Hopfenzapfen	56
5.5.5	Enzympräparate	56
5.5.6	Hyperthermie	57
5.5.7	Klangschalentherapie	57
5.5.8	Lichttherapie	58

5.5.9   Misteltherapie 58
5.6   Speisezugabe 59
5.6.1   Beifuß 59
5.6.2   Stevia (Süßkraut) 59
5.7   Verschiedene Möglichkeiten 59
5.7.1   Mariendistel 59
5.7.2   Reishi 60
5.7.3   Schmetterlingsporling, Yun Zhi, Kawaratake 60
5.7.4   Tintenpilz, Schopftintling, Spargelpilz 60
6   Grundlagen der Ernährung 61
6.1   Ernährung 61
6.2   Rezepte 63
6.3   Lebensmittel 64
6.4   Kräuter 65
7   Weitere Ernährungsvorschläge 66

1.1 Vorwort

Patient:innen fallen oft in eine sehr passive Rolle. Sie legen all ihr Vertrauen in die Schulmedizin und die behandelnden Ärzt:innen. Doch was sie selbst aktiv als Prävention oder zur Therapie beitragen können, das wird ihnen leider in vielen Fällen nicht gesagt, weil die eigene Lebensgestaltung - so die allgemeine Meinung - ja sowieso nur eine Nebenrolle spielt.

Und das, obwohl sogar die Weltgesundheitsorganisation (WHO) davon spricht, dass bis zu 80 % der Erkrankungen durch äußere Faktoren wie Ernährung, Lebensstil, Umweltgifte und dergleichen beeinflusst werden.

Welche Faktoren also jeder einzelne von uns aktiv beeinflussen kann und somit seine Chancen auf Erhöhung der allgemein Gesundheit erzielen kann, darum geht es auf den folgenden Seiten.

Der Fokus in diesem Buch liegt auf dem Faktor mit der größten Hebelwirkung - der Ernährung.
Schon Hippokrates hat einst gesagt "Lass die Nahrung deine Medizin sein und Medizin deine Nahrung!" Kräuterpädagog:innen heute sagen so: "Es gibt für jede Krankheit das richtige Kraut."

Egal wie wir es drehen und wenden, wir sind was wir essen (und was unser Essen gegessen hat). Der moderne Mensch sieht sich gerne isoliert von seiner Umwelt. Wir entstehen aus unserer Umwelt, wir leben inmitten von ihr und wenn wir sterben gehen wir wieder in unsere Umwelt über. Während wir leben essen wir das, was in unserer Umwelt wächst (oder in Fabriken chemisch erzeugt wird). Diese Nahrung liefert die Energie und Bausteine, für den eigenen Körper, für den Stoffwechsel, Zellerneuerung, den Hormonhaushalt und damit für unser gesamtes Sein, die Gesundheit und unser Empfinden.

Hier ein paar Grundbausteine, bevor in dem Buch noch näher auf Ernährungsfaktoren eingegangen wird, die sozusagen der kleinste gemeinsame Nenner der meisten Ernährungsphilosophien sind:

- Saisonalität
  - o Winterpflanzen, wie zum Beispiel verschiedene Kohlgewächse, versorgen uns mit Unmengen von Vitamin C und Bitterstoffen. Zwei Faktoren, die unser Immunsystem bei der Abwehr von der Kälte und den typischen Infekten in der Winterzeit unterstützen.
  - o Sommerpflanzen wie zum Beispiel Gurken, Tomaten aber auch Zitrusfrüchte kühlen unseren aufgeheizten Körper und versorgen uns mit viel Wasser.
  - o Außerdem müssen bei saisonalen Pflanzen weniger chemische Helferlein eingesetzt werden, da die passenden Umweltfaktoren das Wachstum sowieso fördern.
- Regionalität
  - o Damit einher geht auch der Faktor der Regionalität. Regionale pflanzliche Lebensmittel werden reif geerntet und haben somit alle Nährstoffe entwickeln können. Im Gegensatz dazu wird Obst und Gemüse aus ferneren Ländern unreif geerntet und nur durch den Einsatz von chemischen Mitteln unnatürlich "nachgereift" - bzw. nur nach-gefärbt. Die Dichte der Nährstoffe und auch der Geschmack kann dabei niemals mit regionalen Lebensmitteln mithalten. (Sie haben es vielleicht schon selber erlebt, dass eine Südfrucht aus dem jeweiligen Ursprungsland dort im Urlaub viel süßer und vollmundiger schmeckt als die gleiche Frucht aus dem zentraleuropäischen Supermarkt).

- Pflanzenbasierte Ernährung
  - Ja, diese Basis teilen selbst die Anhänger der Fleischdiät mit den Veganern. Denn bei der Fleischdiät geht es auch um Fleisch von Tieren, die sich artgerecht, sprich von vielen Gräsern und Kräutern ernährt haben. Die Masse an Getreide in der heutigen Ernährung - egal ob bei Mensch oder Tier - entspricht nicht der natürlichen Ernährungsweise. Sie macht uns krank, dick und manche behaupten sogar dumm (das weist auf die Schädigung der neuronalen Netzwerke hin, die durch den Konsum von Kohlenhydraten passiert hin). Pflanzen im Sinne von Gemüse, Kräutern, Salaten, Sprossen, in geringen Mengen Obst, Nüsse, Samen, etc. liefern neben den viel beschriebenen Vitaminen und Mineralstoffen vor allem sekundäre Pflanzenstoffe, die herausragende Heilwirkung haben. So werden eine Vielzahl unserer Medikamente auf Basis der natürlich vorkommenden Pflanzenstoffe nachgebaut. Allerdings sind da diverse Säuren und andere Wirkstoffe extrahiert und wirken nur alleine - mit den Pflanzen selbst nehmen wir sie in einer reichhaltigen und sich gegenseitig verstärkenden Kombination vielerlei wirksamer Stoffe zu uns.

Ja zusätzlich zu diesen 3 großen Punkten gibt es immer noch sehr viel zu beachten. Ein optimales Verhältnis von Omega 3 zu Omega 6 Fettsäuren (empfohlen wird 1:3), eine individuell und situationsbedingte Eiweißversorgung und so weiter.

Eine ganz gute und einfache Richtlinie für die alltägliche Ernährung bietet der ideale Teller. Der sieht so aus, dass möglichst jede Mahlzeit zur Hälfte aus pflanzlichen Bestandteilen besteht, ein Viertel der Eiweißversorgung dient und ein Viertel die Mahlzeit durch gute Fette und eventuell Kohlenhydrate abrundet.

Die Feinjustierung rund um die Zubereitungsarten, die Zusammenstellungen und so weiter sehe ich als sehr individuell an. Es gibt meines Erachtens nicht die 1 perfekte Ernährung. Es gibt so viele großartige Philosophien und Studien, die alle wunderbare Heilungen berichten und sich dabei aber gegenseitig ausschließen. Was auf den ersten Blick vielleicht paradox wirkt, eröffnet bei näherer Betrachtung ganz viele Möglichkeiten des Probierens und neuer Chancen.

Neben der Ernährung werden noch folgende Faktoren genannt:

- die Giftstoffbelastung in unserer Umwelt sowie in Pflegeprodukten oder eben in der Ernährung
- eine Balance aus Aktivität, (kurzzeitigem) Stress und der Entspannung wie auch Schlaf
- Aufarbeitung der emotionalen Wunden aus der Vergangenheit und Steigerung der Resilienz
- Biologische Zahnheilkunde
- eine optimierte Versorgung durch Heilkräuter, Heilpilze udgl.
- Früherkennung durch bewährte und schonende Verfahren

1.2 Beschreibung

Der Pankreaskrebs verursacht erst in einem sehr späten Stadium Beschwerden, die zumeist nicht sofort den Verdacht auf eine Krebserkrankung der Bauchspeicheldrüse lenken. Zu den häufigsten Symptomen zählen: Gewichtsverlust unklarer Ursache (83% aller Patienten), Schmerzen im Oberbauch oder Rücken, oft gürtelförmig ausstrahlend (70%), Schmerzlose Gelbsucht (sog. Verschlussikterus), bei Krebs im Kopf der Bauchspeicheldrüse oft erstes und einziges Symptom (85%), Übelkeit und Erbrechen (21%), Ekel vor Nahrungsaufnahme (44%), Durchfälle (38%)

Ein Ausfall einer der beiden Funktionen der Bauchspeicheldrüse - die Bildung von Verdauungssaft bzw. die Produktion der Hormone – hat auf Dauer lebensbedrohliche Auswirkungen für den Organismus. Deswegen müssen beide Funktionen nach einer vollständigen Entfernung der Bauchspeicheldrüse durch Medikamente und eine ausgewogene, speziell abgestimmte Diät ausgeglichen werden. Nach einer Teilentfernung muss der Arzt entscheiden, ob die natürliche Funktion des Restorgans ausreicht oder ob zusätzlich Verdauungsenzyme bzw. Insulin zugeführt werden müssen.

1.3 Therapiestrategie

50-60% Kohlenhydrate, 20% Eiweiß, 30% Fett (MCT - Diätmargarine, Speiseöle)

Nehmen Sie mehrere kleinere Mahlzeiten (5 bis 7) pro Tag zu sich. Dies erleichtert die Arbeit des Verdauungssystems. Nehmen Sie Ihre Medikamente regelmäßig. Enzympräparate nehmen Sie am besten während jeder Mahlzeit mit etwas Flüssigkeit ein, um eine Vermischung mit der Nahrung zu ermöglichen. Seien Sie geduldig, wenn Sie zunächst an Gewicht verlieren sollten. Erfahrungsgemäß kann es drei Monate und mehr dauern, bis Sie wieder zunehmen.

1.4 Vermeiden

Alkohol, fette Speisen.

---

2 Speiseplan

Kkal. p. Portion

2.1 Frühstück

Adzukibohnen-Reis-Suppe	199,4
Astronautenkost	1045,0
Bohnenpasta pikant süß	311,0
Dinkelgrießbrei mit Beeren der Saison	243,5
Geröstete Hirse mit Pflaumenkompott	139,3
Gerstenschrotsuppe	265,4
Herzhaftes Winterfrühstück	678,0
Joghurt mit Honig und Nüssen	258,0
Kürbisklößchen mit Tomatensoße	380,5
Porridge mit Kirschen	227,5
Preiselbeer-Joghurt-Mix	57,1
Quinoa mit Pfirsich	247,5
Reissuppe mit frischen Früchten	143,0
Rettichgemüse mit Meerrettich	196,0
Rosmarinkartoffeln	188,7
Smoothie mit Spinat Banane und Kiwi	86,8
Tee aus Hagebutten	2,1
Tee aus Stangensellerie	0,8
Teemischung appetitanregend	0,5
Überbackenes Chicoréegemüse	230,9
Vollmilch-Getreide-Brei	206,0

2.2 Jause

Götterspeise	60,0

2.3 Mittag

Adzukibohnen-Reis-Suppe 199,4
Andalusischer Fischtopf.. 348,0
Aprikosen-Hafer-Kugeln mit Acaipulver.............................. 768,3
Artischockensuppe 142,5
Astronautenkost.. 1045,0
Austernpilze mit Spargel... 316,7
Bandnudeln mit Blattspinat... 722,8
Basmatireis + Zucchini-Tofupfanne 145,9
Bittergurke mit Tomaten-Gemüse 176,9
Bohnenpasta pikant süß.. 311,0
Champignonsalat mit Kresse... 220,0
Dinkelgrießbrei mit Beeren der Saison.................................. 243,5
Geröstete Hirse mit Pflaumenkompott.................................. 139,3
Gerstenschrotsuppe 265,4
Grießklößchensuppe 287,0
Joghurt mit Honig und Nüssen 258,0
Kichererbsen mit Karotten, Hijiki und Rosinen 429,0
Kürbisklößchen mit Tomatensoße 380,5
Linsen-Kastanien-Suppe mit Curry.. 175,0
Mungbohnen-Eintopf 665,3
Porridge mit Kirschen 227,5
Preiselbeer-Joghurt-Mix.. 57,1
Provenzalische Nudelpfanne 195,5
Reissuppe mit frischen Früchten 143,0
Reissuppe mit geraspelten Karotten und frischen Kräutern.......... 131,0
Rettichgemüse mit Meerrettich 196,0
Rettichsaft.. 9,0
Rosmarinkartoffeln.. 188,7
Schwarzwurzel mit Joghurt.. 319,2
Sellerie-Kartoffel-Cremesuppe 112,9
Selleriesaft... 33,4
Tee aus Hagebutten 2,1
Tee aus Stangensellerie 0,8
Teemischung appetitanregend 0,5
Überbackenes Chicoréegemüse 230,9
Zucchini mit Basilikum-Pesto... 467,7

2.4 Nachmittag

Götterspeise 60,0
Smoothie mit Spinat Banane und Kiwi 86,8

2.5 Abend

Adzukibohnen-Reis-Suppe 199,4
Artischockensuppe 142,5
Astronautenkost 1045,0
Basmatireis + Zucchini-Tofupfanne 145,9
Bittergurke mit Tomaten-Gemüse 176,9
Champignonsalat mit Kresse 220,0
Dinkelgrießbrei mit Beeren der Saison 243,5
Geröstete Hirse mit Pflaumenkompott 139,3
Gerstenschrotsuppe 265,4
Grießklößchensuppe 287,0
Kichererbsen mit Karotten, Hijiki und Rosinen 429,0
Linsen-Kastanien-Suppe mit Curry 175,0
Porridge mit Kirschen 227,5
Preiselbeer-Joghurt-Mix 57,1
Provenzalische Nudelpfanne 195,5
Quinoa mit Pfirsich 247,5
Reissuppe mit frischen Früchten 143,0
Reissuppe mit geraspelten Karotten 131,0
Rettichgemüse mit Meerrettich 196,0
Rettichsaft 9,0
Rosmarinkartoffeln 188,7
Sellerie-Kartoffel-Cremesuppe 112,9
Selleriesaft 33,4
Tee aus Hagebutten 2,1
Tee aus Stangensellerie 0,8
Überbackenes Chicoréegemüse 230,9
Vollmilch-Getreide-Brei 206,0
Zucchini mit Basilikum-Pesto 467,7

3 Rezepte

empfehlenswert = Sie können mehr verwenden
wenig = wenn möglich weniger verwenden
weniger als angegeben = möglichst nicht verwenden

3.1 Adzukibohnen-Reis-Suppe

Stärkt Milz, Herz, Nieren und Magen, harntreibend, fördert
Durchblutung, lindert Entzündungen.
Anzahl Portionen: 1
Kalorien p. Portion 199
Gramm p. Portion 268
Kochdauer ca.   2 Sunden
(Kohlehydrat:78,84% / Eiweiß & Fett:21,16%)
100g.≈ Eiweiß 10,03g. Fett:0,92g.
µg. - Ph:24,84 Na:1,7 Ka:12,6 Mg:12,64 Ca:14,1 Fe:0,96 Zn:0,2 Col.:0 Hsr.:39,55

Zutaten:
Adzukibohnen 8 EL / 40g. (empfehlenswert)
Reis Rundkornreis 2 EL / 20g. (empfehlenswert)
Wasser 2 Tassen / 200g. (ja)
Honig 1 EL / 8g. (wenig)

Kochanleitung:
Eingeweichte Adzukibohnen und Rundkornreis im Verhältnis 4:1 so
lange bei kleiner Hitze in Wasser kochen, bis ein dünner Brei
entstanden ist. Nach Bedarf süßen und eventuell pürieren. Wirkung:
Dieses Rezept kräftigt Nieren, Milz und Magen und ist besonders für
Mütter mit zu wenig Milchfluss geeignet.

3.2 Andalusischer Fischtopf

Stärkt Immunsystem, beugt Krebs vor, löst Stagnation, fördert
Gewichtsabnahme, regt Appetit an. Gut bei Abwehrschwäche,
Appetitlosigkeit, Blähungen, Bluthochdruck, Depressionen, Diabetes,
Durchfall.
Anzahl Portionen: 4
Kalorien p. Portion 348
Gramm p. Portion 355,05
Kochdauer ca.   30 Min.
Allergene: ADLO
(Kohlehydrat:71,39% / Eiweiß & Fett:28,61%)
100g.≈ Eiweiß 20,04g. Fett:6,52g.
µg. - Ph:15,55 Na:20,18 Ka:34,69 Mg:13,44 Ca:42,9 Fe:0,13 Zn:0,02 Col.:0,79 Hsr.:9,89

Zutaten:
Grundrezept für eine Gemüsebrühe 500 ml. / 500g. (empfehlenswert)
Zwiebel Frühlingszwiebel 2 Stück / 40g. (empfehlenswert)
Olivenöl 1 EL / 20g. (empfehlenswert)
Zitrone Schale 1/2 Stück / 3g. (ja)
Lorbeerblatt 1 Stück / 1g. (ja)
Kartoffel 200 g / 200g. (empfehlenswert)
Kabeljau 300 g. / 300g. (ja)
Weißwein 4 EL / 80g. (wenig)
Zitrone Saft 1/2 EL / 10g. (ja)
Salz 1 Prise / 1g. (wenig)
Pfeffer gemahlen 1 Prise / 0,2g. ()
Petersilie 1 EL / 15g. (empfehlenswert)
Weißbrot (Weizenbrot) 8 Scheiben / 250g. (wenig)

Kochanleitung:
Gemüsebrühe mit kleingeschnittenen Frühlingszwiebeln, Olivenöl, abgeriebener Zitronenschale und Lorbeerblatt zum Kochen bringen und zugedeckt 10 Min. kochen. Geschälte, kleingewürfelte Kartoffeln zufügen und in ca. 8 Min. fast weich kochen. Fischstücke und Weißwein zugeben und den Herd auf kleine Stufe schalten. In der leicht kochenden Brühe den Fisch in wenigen Minuten gar ziehen lassen. Mit Zitronensaft, Salz und Pfeffer abschmecken und mit Petersilie bestreut servieren. Als Beilage Weißbrot dazu reichen.

3.3 Aprikosen-Hafer-Kugeln mit Acaipulver

Stärkt Abwehrkraft, leicht abführend, antioxidativ.
Anzahl Portionen: 2
Kalorien p. Portion 768
Gramm p. Portion 191
Kochdauer ca. 20 Min.
Allergene: AHO
(Kohlehydrat:60,93% / Eiweiß & Fett:39,07%)
100g.≈ Eiweiß 20,58g. Fett:33,69g.
µg. - Ph:143,33 Na:3,91 Ka:439,01 Mg:61,58 Ca:58,13 Fe:1,94 Zn:0,58 Col.:0 Hsr.:49,16

Zutaten:
Hafer Flocken (Vollkorn) 125 g. / 125g. (empfehlenswert)
Aprikose getrocknet 125 g. / 125g. (wenig)
Mandeln 100 g. / 100g. (ja)
Honig 2 EL / 14g. (wenig)
Acaipulver 3 TL / 9g. (empfehlenswert)
Zitrone Saft 3 EL / 9g. (ja)

Kochanleitung:
Die gehobelten Mandeln in der Pfanne leicht rösten und abkühlen lassen. Anschließend die Aprikosen im Mixer pürieren und Zitronensaft zufügen. Alle Zutaten miteinander verkneten. Ist die Masse zu locker, geben Sie noch etwas Honig hinzu. Schließlich zu kleinen Kugeln formen und in Haferflocken wälzen.

3.4 Artischockensuppe

Fördert Appetit, entgiftet, reguliert die Verdauung, erweitert Blutgefäße, stärkt Magen-Darm-Funktion, bakterizid, beugt Krebs vor, harntreibend.
Anzahl Portionen: 3
Kalorien p. Portion 143
Gramm p. Portion 243,67
Kochdauer ca. 40 min.
Allergene: GLN
(Kohlehydrat:60,32% / Eiweiß & Fett:39,68%)
100g.≈ Eiweiß 3,3g. Fett:10,01g.
µg. - Ph:18,58 Na:43,88 Ka:39,61 Mg:18,21 Ca:61,23 Fe:0,29 Zn:0,03 Col.:0,73 Hsr.:11,24

Zutaten:
Artischocke 4 Stück / 400g. (empfehlenswert)
Butter Bio 1 EL / 20g. (wenig)
Zwiebel Schalotte 1 Stück / 20g. (empfehlenswert)
Mais Mehl (Maizena) 1 EL / 10g. (ja)
Muskatnuss 1 Prise / 0,5g. (ja)
Grundrezept für eine Gemüsebrühe nahrhaft 1/4 Liter / 250g. (empfehlenswert)
Salz 1 Prise / 0,5g. (wenig)
Zitrone 1/4 Stück / 8g. (ja)
Zitrone Schale 1/4 Stück / 1g. (ja)
Kurkuma (Gelbwurz) 1 Prise / 1g. (empfehlenswert)
Sesam Paste (Tahini) 1 EL / 10g. (ja)
Sesam, Weißer 1 TL / 10g. (ja)

Kochanleitung:
Artischocken in gut 2 l gesalzenem Wasser kochen, bis die Außenblätter leicht abgehen. Blätter und faserige Blütenmitte entfernen, so dass nur der Boden übrigbleibt. Butter zerlassen, Zwiebel klein schneiden und leicht andünsten. Etwas Maismehl und Muskat zugeben und mit Gemüsebrühe aufgießen. Salz, etwas Zitronenschale und -saft, Kurkuma und Artischockenböden hinzufügen, weich kochen und pürieren. Am Ende mit Tahin abschmecken und vor dem Servieren mit Sesam bestreuen.

3.5 Astronautenkost

Eiweißreiche Trinknahrung mit sehr hoher Energiedichte. Optimierter Eiweißanteil gleicht Stickstoffverluste aus und fördert die Proteinanabolie.

Anzahl Portionen: 1
Kalorien p. Portion 1.045
Gramm p. Portion 250
Kochdauer ca. 5 Min.
(Kohlehydrat:39,13% / Eiweiß & Fett:60,87%)
100g.≈ Eiweiß 115g. Fett:25g.
µg. - Ph:900 Na:290 Ka:1070 Mg:0 Ca:0 Fe:0 Zn:0 Col.:0 Hsr.:0

Zutaten:
Astronautenkost 1 Paket / 250g. (ja)

Kochanleitung:
Nur nach Anweisung des Arztes oder Therapeuten verwenden.

3.6 Austernpilze mit Spargel

Baut Kräfte auf, lindert Entzündungen, fördert Verdauung, senkt Cholesterinspiegel, stärkt Nieren, baut Essenz auf, befeuchtet den Darm, regt Leberfunktion an, fördert Durchblutung, verbessert Medikamentenwirkung, regt Appetit an.

Anzahl Portionen: 4
Kalorien p. Portion 317
Gramm p. Portion 383,02
Kochdauer ca. 30 min.
Allergene: GH
(Kohlehydrat:49,87% / Eiweiß & Fett:50,13%)
100g.≈ Eiweiß 9,44g. Fett:18,25g.
µg. - Ph:15,89 Na:1,2 Ka:61,95 Mg:4,83 Ca:6,05 Fe:0,2 Zn:0,03 Col.:0,39 Hsr.:28,42

Zutaten:
Zwiebel weiss 1 Stück / 50g. (ja)
Butter Bio 2 EL / 40g. (wenig)
Austernpilze 300 g. / 300g. (ja)
Sake 2 EL / 40g. (ja)
Petersilie 2 EL / 40g. (empfehlenswert)
Walnüsse 3 EL / 60g. (ja)
Spargel (grün oder weiß) 500g. / 500g. (empfehlenswert)
Salz 1 Prise / 1g. (wenig)
Zucker (weiß, aus Rüben) 1 Prise / 0,1g. (wenig)
Kartoffel 1/2 Kg. / 500g. (empfehlenswert)
Salz Kräutersalz 1 Prise / 1g. (wenig)

Kochanleitung:
Bio-Kartoffeln in der Schale kochen, sonst Salzkartoffeln zubereiten.
Spargel in Salzwasser mit einer Prise Zucker und Salz kochen. Um die
Bitterstoffe aufzunehmen, kann ein altbackenes Brötchen mitgekocht
werden. Die klein geschnittenen Zwiebeln in einer Pfanne in der Butter
leicht anbraten, dann die mundgerecht geschnittenen Austernpilze
zugeben und ebenfalls kurz anbraten und unter mehrmaligem
Umrühren 15 Min. dünsten. Sake, Walnüsse und Petersilie zufügen und
auf kleiner Flamme köcheln lassen, während Sie Kartoffeln und Spargel
abgießen. Zum Schluss noch etwas Kräutersalz drüberstreuen. Wenn
kein frischer Spargel verfügbar ist, kann Spargel aus Gläsern
verwendet werden.

3.7 Bandnudeln mit Blattspinat

Fördert Verdauung und Durchblutung, stärkt Magen und Darm,
verbessert Bauchspeicheldrüsenfunktion. Gut bei Appetitlosigkeit,
Blähungen, Darmentzündungen, Fettsucht, Magengeschwüren,
Magenkrämpfen, Rheuma, Sodbrennen, Zwölffingerdarmgeschwüren.
Anzahl Portionen: 2
Kalorien p. Portion 723
Gramm p. Portion 317,5
Kochdauer ca. 45 Min.
Allergene: ACG
(Kohlehydrat:59,52% / Eiweiß & Fett:40,48%)
100g.≈ Eiweiß 22,78g. Fett:36,63g.
µg. - Ph:63,29 Na:34,15 Ka:107,6 Mg:22,1 Ca:56,13 Fe:0,98 Zn:0,22 Col.:8,06 Hsr.:39,35

Zutaten:
Spinat 250 g. / 250g. (empfehlenswert)
Salz 1 Prise / 1g. (wenig)
Nudeln (Weizen, Bandnudeln) mit Ei 200 g. / 200g. (empfehlenswert)
Olivenöl 1 EL / 15g. (empfehlenswert)
Zwiebel Frühlingszwiebel 1 Stück / 20g. (empfehlenswert)
Sahne, süß 30% 100 ml. / 100g. (wenig)
Creme fraiche 1/2 EL / 6g. (wenig)
Thymian getrocknet 1/2 TL / 2g. (ja)
Basilikum (frisch) 1/2 TL / 2g. (ja)
Oregano getrocknet 1/2 TL / 2g. (ja)
Muskatnuss 1 Prise / 0,5g. (ja)
Pfeffer gemahlen 1 Prise / 0,5g. ()
Parmesan 20 g. / 20g. (wenig)
Pinienkerne 1 EL / 15g. (ja)
Schwarzkümmel 1 Prise / 1g. (ja)

Kochanleitung:
In einem geschlossenen Topf den tropfnassen Spinat mit etwas Salz 3 Min. zusammenfallen und in einem Sieb abtropfen lassen. Danach fein schneiden. Bandnudeln in reichlich Salzwasser bissfest kochen. Öl in einer beschichteten Pfanne erhitzen und in Ringe geschnittene Jungzwiebeln darin weich dünsten. Sahne, Crème fraîche, Thymian, Basilikum, Oregano und Muskat dazugeben. Die Soße unter Rühren etwas einkochen lassen, Spinat untermischen und kurz erhitzen und mit Muskat, Salz und Pfeffer abschmecken. Nudeln abgießen und abtropfen lassen und mit dem Spinat vermischen. Bei Bedarf mit Salz und Pfeffer nachwürzen. Nudeln portionieren und mit Parmesan und Pinienkernen anrichten. Den Schwarzkümmel drüberstreuen.

3.8   Basmatireis + Zucchini-Tofupfanne

Harntreibend, harmonisiert Milz und Magen, lindert Blähungen. Gut bei Übergewicht und Bluthochdruck. Antioxidativ, fördert Verdauung, entgiftet, stärkt Säfteproduktion, treibt Schweiß, reduziert Blutfett, stärkt Magen.

Anzahl Portionen: 4
Kalorien p. Portion   146
Gramm p. Portion   306,75
Kochdauer ca.   20 min.
Allergene: E
(Kohlehydrat:56,62% / Eiweiß & Fett:43,38%)
100g.≈ Eiweiß 7,95g. Fett:4,89g.
µg. - Ph:13,21 Na:0,7 Ka:33,77 Mg:10,99 Ca:11,98 Fe:0,34 Zn:0,02 Col.:0 Hsr.:7,75

Zutaten:
Soja Tofu 250 g. / 250g. (ja)
Olivenöl 2 EL / 6g. (empfehlenswert)
Koriander 1/2 TL / 4g. (ja)
Ingwer frisch 1/2 TL / 4g. (empfehlenswert)
Reis Basmatireis 1/2 Tasse / 60g. (empfehlenswert)
Wasser 3 Tassen / 200g. (ja)
Zucchini 1 Stück / 700g. (ja)

Kochanleitung:
Tofu würfelig schneiden und mit Olivenöl, Tamari, zerstoßenem Koriander und Ingwer marinieren und mindestens 1 Std. ziehen lassen. Basmatireis im Wasser kochen und evtl. mit Zwiebel und Kardamom würzen. Zucchini und Tofu in einer Pfanne in heißem Öl ca. 5-7 Min. rösten und auf Tellern getrennt vom Reis anrichten. Petersilie drüberstreuen. Kann auch kalt als Salat für zuhause oder unterwegs verwendet werden.

3.9 Bittergurke mit Tomaten-Gemüse

Gegen Altersdiabetes, Verstopfung und Infektionen. Fördert Verdauung, regt an, wärmt, ist krampflösend und appetitanregend.

Anzahl Portionen: 2
Kalorien p. Portion 177
Gramm p. Portion 274,75
Kochdauer ca. 30 Min.
Allergene: G
(Kohlehydrat:47,08% / Eiweiß & Fett:52,92%)
100g.≈ Eiweiß 3,69g. Fett:12,19g.
µg. - Ph:20,69 Na:6,48 Ka:110,74 Mg:10,02 Ca:20,62 Fe:0,33 Zn:0,05 Col.:0,26 Hsr.:3,8

Zutaten:

Gurke (bitter) 2 Stück / 250g. (empfehlenswert)
Tomate 2 Stück / 200g. (empfehlenswert)
Joghurt (natur, 3,5 % Fett) 4 EL / 40g. (wenig)
Maiskeimöl 3 EL / 20g. (ja)
Zitrone 1 Stück / 5g. (ja)
Knoblauch 4 Stück / 5g. (empfehlenswert)
Ingwer frisch 10 g. / 10g. (empfehlenswert)
Chili (Schote oder gemahlen) 2 g. / 2g. (ja)
Koriander 1 EL / 5g. (ja)
Kardamom 1 EL / 5g. (empfehlenswert)
Cumin (Kreuzkümmel) 1 EL / 5g. (ja)
Safran 1 g. / 1g. (empfehlenswert)
Salz 1 Prise / 1g. (wenig)
Pfeffer gemahlen 1 Prise / 0,5g. ()

Kochanleitung:

Die Bittergurken halbieren, entkernen, zuerst in Streifen und dann in kleine Würfel schneiden. Tomaten würfelig und die Chilischote in dünne Ringe schneiden. Knoblauch und Ingwer schälen und fein schneiden. Die Bittergurken in einem Topf mit Öl unter Rühren anbraten. Tomaten, Knoblauch, Ingwer und Salz zufügen und 15 Min. köcheln lassen. Die Gewürze und den Zitronensaft unterrühren. Dazu passt Reis oder Kartoffeln.

3.10 Bohnenpasta pikant süß

Harntreibend, senkt den Cholesterinspiegel, beugt Arteriosklerose vor, antioxidativ, fördert Verdauung, hilft Fett zu verdauen, senkt Blutdruck.
Anzahl Portionen: 1
Kalorien p. Portion 311
Gramm p. Portion 236
Kochdauer ca. 1 Stunde
Allergene: MO
(Kohlehydrat:60% / Eiweiß & Fett:40%)
100g.≈ Eiweiß 30,04g. Fett:25,6g.
µg. - Ph:193,06 Na:57,14 Ka:452,19 Mg:77,53 Ca:58,65 Fe:3,77 Zn:0,65 Col.:0,08
Hsr.:68,19

Zutaten:
Schwarze Bohnen 1 Tasse / 120g. (empfehlenswert)
Ingwer frisch 2 cm. / 3g. (empfehlenswert)
Boxhornkleesamen 1/2 TL / 2g. (ja)
Tomatenmark 1 EL / 10g. (empfehlenswert)
Olivenöl 2 EL / 20g. (empfehlenswert)
Kürbiskernöl 1 Schuss / 3g. (ja)
Senf 1 Messerspitze / 1g. (ja)
Rettich Meerrettich (Kren) 1 TL gerieben / 2g. (ja)
Pfeffer gemahlen 1 Prise / 0,5g. ()
Knoblauch 2 Zehen / 3g. (empfehlenswert)
Salz 1 Prise / 1g. (wenig)
Zucker Melasse 2-3 EL / 20g. (wenig)
Zitrone Schale 1/2 Stück / 1g. (ja)
Wasser 2 Tassen / 50g. (ja)

Kochanleitung:
Bohnen mit Gewürzen und Ingwer kochen, Wasser abgießen und pürieren. Mit Gewürzen abschmecken und mit Zuckerrübensirup und Zitronenschale verfeinern.

3.11 Champignonsalat mit Kresse

Fördert die Durchblutung und die Verdauung, kuriert Bluthochdruck und Appetitlosigkeit.
Anzahl Portionen: 1
Kalorien p. Portion 220
Gramm p. Portion 312
Kochdauer ca. 5 Min.
Allergene: AN
(Kohlehydrat:56% / Eiweiß & Fett:44%)
100g.≈ Eiweiß 9,74g. Fett:7,08g.
µg. - Ph:105,2 Na:37,35 Ka:366,67 Mg:14,25 Ca:19,03 Fe:1,0 Zn:0,4 Col.:0,02 Hsr.:60,2

Zutaten:
Champignon 250 g. / 250g. (ja)
Sesamöl 2 EL / 6g. (empfehlenswert)
Pfeffer gemahlen 1 Prise / 0,5g. ()
Salz 1 Prise / 1g. (wenig)
Zitrone 1/2 Stück / 15g. (ja)
Paprika (Rosenpaprikapulver) 2 Prisen / 0,1g. (ja)
Kresse 2 EL / 10g. (ja)
Weißbrot (Weizenbrot) 2 Scheiben / 30g. (wenig)

Kochanleitung:
Champignons feinblättrig schneiden. Dressing: Sesamöl, etwas
gemahlenen Pfeffer, Salz, reichlich Zitronensaft und Rosenpaprika gut
verrühren. Über die fein geschnittenen Champignons geben und
reichlich Kresse untermengen. Dazu passt: Weißbrot, Rundkornreis
oder Quinoa. Zusammen mit dem Getreide ergibt der Salat eine
einfache und leichte Mahlzeit.

3.12 Dinkelgrießbrei mit Beeren der Saison

Leicht abführend, stärkt Immunsystem, aktiviert Zellstoffwechsel,
entzündungshemmend, wirkt kreislaufstabilisierend.
Anzahl Portionen: 2
Kalorien p. Portion 244
Gramm p. Portion   221,6
Kochdauer ca.   15 Min.
Allergene: AGH
(Kohlehydrat:57,17% / Eiweiß & Fett:42,83%)
100g.≈ Eiweiß 6,6g. Fett:14,34g.
µg. - Ph:46,36 Na:39,05 Ka:81,18 Mg:13,55 Ca:27,35 Fe:0,46 Zn:0,08 Col.:3,13 Hsr.:6,44

Zutaten:
Kuhmilch (1,5 % Fett) 1/8 Liter / 125g. (ja)
Wasser 1/8 Liter / 125g. (ja)
Dinkel Gries 5 EL / 50g. (empfehlenswert)
Butter Bio 2 TL / 20g. (wenig)
Beeren der Saison 100 g. / 100g. (ja)
Honig 1-2 TL / 5g. (wenig)
Mandeln 1-2 TL / 5g. (ja)
Pfefferminze 3-4 Blätter / 2g. (ja)
Zimtpulver 1 Prise / 0,5g. (ja)
Vanille 1 Prise / 0,2g. (ja)
Kakao 1 Prise / 0,5g. (ja)
Kokosraspeln 1 EL / 10g. (wenig)

Kochanleitung:
Dinkelgrieß in kaltes Wasser einrühren und bei mittlerer Hitze langsam aufkochen, umrühren, vom Herd nehmen und einige Minuten quellen lassen. Je nach gewünschter Konsistenz ist eventuell noch etwas Wasser zuzufügen. Butter und geriebene Nüsse in den Brei einrühren und Himbeeren unterheben. Mit Honig oder Vollrohrzucker nach Belieben süßen und servieren. Gewürze und Aromen: Frische Minze, Zimt oder Vanille, Kakao, Kokosraspel. Im Sommer, Himbeeren, Heidelbeeren oder Erdbeeren verwenden.

3.13 Geröstete Hirse mit Pflaumenkompott

Harntreibend, stärkt Milz und Nieren, stärkt die Abwehr, gut bei Pilzinfektionen.

Anzahl Portionen: 4
Kalorien p. Portion 139
Gramm p. Portion 218,25
Kochdauer ca. 30 Min.
(Kohlehydrat:85% / Eiweiß & Fett:15%)
100g.≈ Eiweiß 3,57g. Fett:1,24g.
µg. - Ph:2,99 Na:0,1 Ka:4,37 Mg:1,68 Ca:0,78 Fe:0,09 Zn:0,03 Col.:0 Hsr.:0,93

Zutaten:
Hirse 1 Tasse / 120g. (ja)
Wasser 2 Tassen / 250g. (ja)
Pflaume 2 Tassen / 250g. (ja)
Vanilleschote 1 Prise / 1g. (ja)
Wasser 250 g. / 250g. (ja)
Zimtpulver 1 Prise / 1g. (ja)
Acerola Fruchtnektar oder Pulver 1/2 TL / 1g. (wenig)

Kochanleitung:
Hirse kurz anrösten, mit Wasser übergießen, kurz aufkochen und 20 Min. quellen lassen. Pflaumen mit Wasser, Vanille und Zimt 10 Min. kochen und abseihen. Acerola dazugeben und zu der Hirse reichen.

3.14 Gerstenschrotsuppe

Harntreibend, stärkt Magen, befeuchtet Darm, regt Leberfunktion an, antioxidativ, fördert Verdauung, entgiftet, reduziert Blutfett, regt an, löst Stagnation.

Anzahl Portionen: 2
Kalorien p. Portion 265
Gramm p. Portion 201
Kochdauer ca. 25 Min.
Allergene: A
(Kohlehydrat:75,62% / Eiweiß & Fett:24,38%)
100g.≈ Eiweiß 8,17g. Fett:6,42g.
µg. - Ph:56,06 Na:4,73 Ka:103,77 Mg:19,04 Ca:16,65 Fe:0,63 Zn:0,22 Col.:0,01 Hsr.:17,61

Zutaten:
Gerste 1 Tasse / 120g. (ja)
Salz 1 Prise / 1g. (wenig)
Ingwer frisch 1/2 TL / 1g. (empfehlenswert)
Olivenöl 1 EL / 10g. (empfehlenswert)
Petersilie 3 EL / 30g. (empfehlenswert)
Wasser 2 Tassen / 240g. (ja)

Kochanleitung:
Gerste in der Pfanne trocken rösten, anschließend zu Schrot mahlen und mit Wasser, etwas Salz und Ingwer zu einem Brei kochen. Vor dem Servieren Öl und Petersilie unterheben. Variante: Man kann dem Gericht einen noch besseren Geschmack verleihen, indem man es mit vorbereiteter Gemüse- oder Fleischbrühe kocht.

3.15 Götterspeise

Stärkt Milz und Leber, senkt Blutdruck, bakterizid, stärkt Immunsystem, fördert die Verdauung, erwärmt Magen und Milz, fördert Durchblutung, cholesterinarm.

Anzahl Portionen: 2
Kalorien p. Portion 60
Gramm p. Portion 204,1
Kochdauer ca. 2 Stunden und Allergene:
(Kohlehydrat:76,21% / Eiweiß & Fett:23,79%)
100g.≈ Eiweiß 1,75g. Fett:1,35g.
µg. - Ph:14,28 Na:10,79 Ka:62,78 Mg:5,34 Ca:18,64 Fe:0,73 Zn:0,1 Col.:0 Hsr.:4,53

Zutaten:
Karotte (Frühkarotte) 300 g. / 300g. (empfehlenswert)
Wasser 6 EL / 50g. (ja)
Zucker Ursüße (Zuckerrohr) süß 1 TL / 3g. (wenig)
Gelatine weiss 1 Blatt / 3g. (ja)
Orange 1/2 Stück / 50g. (ja)
Zimtpulver 1 Prise / 0,2g. (ja)
Maiskeimöl 1/2 TL / 2g. (ja)

Kochanleitung:
Die Karotten gründlich waschen, putzen, schälen und in Scheiben schneiden. In einem Topf etwa 6 EL Wasser zum Kochen bringen, die Karotten und den Rohrzucker hinzufügen und bei mittlerer Hitze in 10-15 Min. garen. Inzwischen die Gelatine ca. 10 Min. in kaltem Wasser einweichen. Die Orangenhälfte auspressen und den Saft mit dem Zimt und dem Öl vermischen. Die heißen Karotten mit dem Pürierstab zermusen und die Gelatine (alternativ: Agar-Agar verwenden) im heißen Mus auflösen. Den Orangensaft unterrühren. Eine Puddingform (¼ l Inhalt) mit kaltem Wasser ausschwenken, das Karottenmus einfüllen und im Kühlschrank ca. 3 Std. auskühlen lassen. Vor dem Essen stürzen und auf Zimmertemperatur erwärmen lassen.

3.16 Grießklößchensuppe

Senkt Blutdruck, bakterizid, stärkt Immunsystem, beugt Krebs vor, reduziert Strahlenverletzungen, löst Stagnation, fördert Gewichtsabnahme. Gut bei Abwehrschwäche, Appetitlosigkeit, Blähungen, Bluthochdruck, Depressionen, Diabetes, Durchfall.

Anzahl Portionen: 3
Kalorien p. Portion 287
Gramm p. Portion 235,67
Kochdauer ca. 60 Min.
Allergene: ACGLO
(Kohlehydrat:74% / Eiweiß & Fett:26%)
100g.≈ Eiweiß 12,68g. Fett:16,24g.
µg. - Ph:7,29 Na:3,79 Ka:6,29 Mg:7,72 Ca:17,64 Fe:0,11 Zn:0,11 Col.:5,65 Hsr.:2,66

Zutaten:
Butter Bio 40 g. / 40g. (wenig)
Huhn Ei 1 Stück / 65g. (ja)
Salz 1 Prise / 1g. (wenig)
Pfeffer gemahlen 1 Prise / 0,5g. ()
Muskatnuss 1 Prise / 1g. (ja)
Weizen Gries 80 g. / 80g. (ja)
Grundrezept für eine Rinderbrühe 1/2 Liter / 500g. (empfehlenswert)

Petersilie 1 EL / 10g. (empfehlenswert)
Lauchzwiebel Schnittlauch 1 EL / 10g. (ja)

Kochanleitung:
Die Zutaten für die Grießklößchen zu einem festen Teig kneten und 30
Min. quellen lassen. Die Brühe erhitzen. Dann mit einem Löffel
Klößchen ausstechen, in die Brühe geben und ca. 20 Min. ziehen
lassen. Vor dem Servieren gehackte Petersilie und in feine Röllchen
geschnittenen Schnittlauch einstreuen.

3.17 Grundrezept für eine nahrhafte Gemüsebrühe

Senkt Blutdruck und Blutfett, bakterizid, stärkt Immunsystem, beugt
Krebs vor, stärkt Magen, löst Stagnation, fördert Gewichtsabnahme,
hilft bei Appetitlosigkeit, Blähungen, Bluthochdruck, Depressionen,
Diabetes, Durchfall.
Anzahl Portionen: 5
Kalorien p. Portion 48
Gramm p. Portion 240,6
Kochdauer ca. 2-3 Stunden
Allergene: L
(Kohlehydrat:71,3% / Eiweiß & Fett:28,7%)
100g.≈ Eiweiß 1,57g. Fett:1,31g.
µg. - Ph:4,86 Na:3,67 Ka:25,68 Mg:1,8 Ca:6,32 Fe:0,1 Zn:0,01 Col.:0 Hsr.:2,78

Zutaten:
Olivenöl 1 EL / 4g. (empfehlenswert)
Zwiebel weiss 1 Stück / 60g. (ja)
Karotte (Mohrrübe, Möhre) 3 Stück / 200g. (empfehlenswert)
Pastinake 150 g. / 150g. (ja)
Sellerie Knolle 1 Tasse / 100g. (empfehlenswert)
Ingwer frisch 1/2 TL / 2g. (empfehlenswert)
Zitrone 1/2 Stück / 25g. (ja)
Wacholderbeere 6 Stück / 6g. (ja)
Thymian getrocknet 1 Prise / 1g. (ja)
Liebstöckel 1 EL / 3g. (ja)
Lorbeerblatt 2 Blätter / 1g. (ja)
Salz 1 Prise / 1g. (wenig)
Wasser 3/4 Liter / 650g. (ja)

Kochanleitung:
Gemüse würfelig schneiden. Öl in einem Topf erhitzen, die Zwiebel und
das Gemüse darin anbraten, Ingwer und Lorbeer zugeben. Mit kaltem
Wasser aufgießen, Zitronensaft zufügen und mit Wacholder, Thymian
und Liebstöckel würzen. 2-3 Std. auf kleiner Stufe zugedeckt köcheln

lassen. Brühe durch ein Sieb streichen und im Kühlschrank aufbewahren. Sie dient als Suppengrundlage und verfeinert Gemüse, Hülsenfrüchte oder Getreide.

3.18 Grundrezept für eine Rinderbrühe

Stärkt Muskeln, Sehnen und Knochen, senkt Blutdruck, bakterizid, stärkt Immunsystem, beugt Krebs vor, reduziert Strahlenverletzungen, regt Verdauung an, reduziert Schmerzen, fördert Verdauung. Harntreibend, stillt Blutung. Rosmarin fördert Verdauung.

Anzahl Portionen: 10
Kalorien p. Portion 114
Gramm p. Portion 276
Kochdauer ca. 4-8 Stunden
Allergene: O
(Kohlehydrat:22,24% / Eiweiß & Fett:77,76%)
100g.≈ Eiweiß 12,22g. Fett:4,1g.
µg. - Ph:5,14 Na:3,08 Ka:13,39 Mg:1,06 Ca:2,52 Fe:0,09 Zn:0,01 Col.:0,14 Hsr.:3,57

Zutaten:
Rind Suppenfleisch 500 g. / 500g. (wenig)
Rind Fleischknochen 200 g. / 200g. (ja)
Essig (Rotweinessig) 1 Schuss / 3g. (ja)
Wacholderbeere 8 Stück / 6g. (ja)
Rosmarin 1 Prise / 1g. (ja)
Karotte (Mohrrübe, Möhre) 3 Stück / 210g. (empfehlenswert)
Pastinake 2 Stück / 300g. (ja)
Lauch (Porree) 1 Stück / 200g. (ja)
Ingwer frisch 1/2 TL / 5g. (empfehlenswert)
Liebstöckel 1 Stiel / 15g. (ja)
Nelke 2 Stück / 2g. (ja)
Piment 6 Stück / 12g. (ja)
Anis (gemeiner Fenchel) 2 Stück / 1g. (empfehlenswert)
Salz 1 TL / 5g. (wenig)
Wasser 1 1/2 Liter / 1300g. (ja)

Kochanleitung:
Rotweinessig, Wacholderbeeren, Rosmarin, Knochen und Fleisch in Wasser zum Kochen bringen. Karotten, Pastinaken, Lauch, Ingwer, Liebstöckelgrün, Nelken, Piment, Sternanis und etwas Salz zufügen und alles 4-8 Std. köcheln und dann abseihen. Brühe im Kühlschrank aufbewahren.

3.19 Heidelbeer-Quark mit Acaipulver

Hilft bei Körperschwäche, Magendruck, Aufstoßen, Diabetes, akuter oder chronischer Verstopfung und Hautproblemen. Abführend, baut Blut auf, antibakteriell, antioxidativ.

Anzahl Portionen: 2
Kalorien p. Portion 237
Gramm p. Portion 242
Kochdauer ca. 10 Min.
Allergene: GH
(Kohlehydrat:32% / Eiweiß & Fett:68%)
100g.≈ Eiweiß 14,74g. Fett:27,03g.
μg. - Ph:25,9 Na:5,29 Ka:26,12 Mg:2,29 Ca:18,01 Fe:0,1 Zn:0,08 Col.:2,07 Hsr.:2,23

Zutaten:
Heidelbeere 200 g / 200g. (empfehlenswert)
Orangensaft 2 EL / 10g. (wenig)
Ahornsirup 1 EL / 5g. (wenig)
Mandeln 1 EL / 5g. (ja)
Topfen (Quark) 20% 250 g. / 250g. (ja)
Zucker Ursüße (Zuckerrohr) süß 1 EL / 9g. (wenig)
Acaipulver 2 TL / 5g. (empfehlenswert)
Zimtpulver 1 Prise / 0,5g. (ja)

Kochanleitung:
Die Heidelbeeren in einem Sieb abbrausen und vorsichtig trocken tupfen. Mit Orangensaft und Ahornsirup beträufeln und das Acaipulver unterrühren. Die Mandelstifte in einer Pfanne ohne Fett goldbraun rösten, bis sie duften und auf einem Teller abkühlen lassen. Mit etwas Zimt bestäuben. Quark und Zucker glatt rühren. Abwechselnd mit den marinierten Heidelbeeren in Gläser schichten und mit den Mandelsplittern garnieren.

3.20 Herzhaftes Winterfrühstück

Stärkt die Abwehrkräfte und erwärmt, beruhigt Nerven und Magen, fördert Verdauung, entgiftet, stärkt Säfteproduktion, treibt Schweiß, reduziert Blutfett, regt an, löst Stagnation.

Anzahl Portionen: 1
Kalorien p. Portion 678
Gramm p. Portion 235
Kochdauer ca. 20 min.
Allergene: ACEG
(Kohlehydrat:60% / Eiweiß & Fett:40%)
100g.≈ Eiweiß 28,35g. Fett:27,05g.
μg. - Ph:238,14 Na:114,37 Ka:245,9 Mg:71,9 Ca:61,4 Fe:3,58 Zn:2,6 Col.:108 Hsr.:79,8

Zutaten:
Hafer Schrot 1 Tasse / 120g. (ja)
Ingwer frisch 1/2 TL / 1g. (empfehlenswert)
Salz 1 Prise / 1g. (wenig)
Zwiebel Frühlingszwiebel 2 Stück / 40g. (empfehlenswert)
Huhn Ei 1 Stück / 55g. (ja)
Butter Bio 1 EL / 15g. (wenig)
Sojasauce 1 Schuss / 3g. (ja)

Kochanleitung:
Haferschrot über Nacht einweichen. Am Morgen mit etwas Ingwer, Salz und einer Frühlingszwiebel oder Lauch aufkochen und dann quellen lassen, bis der Brei weich ist. Vor dem Servieren ein ganzes Ei untermengen, Butter zugeben und nach Geschmack mit etwas Sojasoße würzen. Empfehlung: besonders geeignet für die kalte Jahreszeit

3.21 Joghurt mit Honig und Nüssen

Lindert Schmerzen, entgiftet, bakterizid, fördert Wundheilung. Gut bei akuter oder chronischer Verstopfung des Darmes. Löst Steine.
Anzahl Portionen: 1
Kalorien p. Portion 258
Gramm p. Portion 167
Kochdauer ca. 5 Min.
Allergene: GH
(Kohlehydrat:61% / Eiweiß & Fett:39%)
100g.≈ Eiweiß 6,79g. Fett:12,43g.
µg. - Ph:107,54 Na:38,83 Ka:167,29 Mg:19,4 Ca:104,46 Fe:0,49 Zn:0,54 Col.:10,48
Hsr.:2,16

Zutaten:
Joghurt (natur, 3,5 % Fett) 125 g. / 125g. (wenig)
Honig 2 EL / 30g. (wenig)
Walnüsse 1 EL / 12g. (ja)

Kochanleitung:
Joghurt mit Honig und feingehackten Nüssen mischen.

3.22 Kichererbsen mit Karotten, Hijiki und Rosinen

Nährend, baut Qi auf, senkt Blutdruck, bakterizid, stärkt Immunsystem, entspannt bei Brustdruckgefühl, befeuchtet trockene Haut, hilft bei Inkontinenz, stärkt Milz, Magen und Muskeln.

Anzahl Portionen: 2
Kalorien p. Portion 429
Gramm p. Portion 320
Kochdauer ca. 45 Min.
Allergene: EGO
(Kohlehydrat:76% / Eiweiß & Fett:24%)
100g.≈ Eiweiß 15,66g. Fett:8,23g.
µg. - Ph:20,87 Na:10,25 Ka:24,99 Mg:10,73 Ca:10,61 Fe:0,46 Zn:0,22 Col.:0,13
Hsr.:21,36

Zutaten:
Kichererbsen 1 Tasse / 120g. (ja)
Hijiki 1 EL / 7g. (ja)
Salz 1 Prise / 0,5g. (wenig)
Sonnenblumenöl 1 EL / 10g. (empfehlenswert)
Karotte (Mohrrübe, Möhre) 2 Stück / 160g. (empfehlenswert)
Rosinen 2 EL / 18g. (wenig)
Ingwer frisch 1/2 TL / 2g. (empfehlenswert)
Cumin (Kreuzkümmel) 1 Prise / 0,2g. (ja)
Zitrone Saft 1 Schuss / 1g. (ja)
Sauerrahm 15% Fett 1 EL / 8g. (wenig)
Sojabohnenmilch 1 Schuss / 1g. (ja)
Koriander 1 Prise / 0,2g. (ja)
Sojasauce 1 Schuss / 1g. (ja)
Reis Rundkornreis 1/2 Tasse / 60g. (empfehlenswert)
Wasser 3 Tassen / 250g. (ja)
Salz 1 Prise / 1g. (wenig)

Kochanleitung:
Vorbereitung: Kichererbsen in kaltem Wasser mehrere Stunden oder über Nacht einweiche n. Einweichwasser wegschütten und die Kichererbsen in kaltem Wasser aufsetzen. 1 EL Hijiki zufügen und die Kichererbsen bissfest kochen. Am Ende der Kochzeit Salz zugeben. Separat: Öl in einer Pfanne erhitzen. Kleingeschnittene Karotten (eine größere Menge als Kichererbsen), Rosinen, geriebenen Ingwer, reichlich Cumin und Salz zufügen und leicht braten, bis die Karotten halb gar sind. Dann Kichererbsen und Meeresalgen zugeben, zusammen mit Zitronensaft, etwas Sauerrahm, Kurkuma und Soja- oder Reismilch. Eine Prise Koriander und etwas Sojasoße untermengen und einige Minuten bei schwacher Hitze durchziehen lassen, bis die

Karotten gar sind. Rundkornreis mit dem Wasser aufsetzen, salzen und ca. 20 Min. kochen.

3.23 Kürbisklößchen mit Tomatensoße

Schont die Verdauungsorgane, beruhigt Nerven und Magen, hilft Fett zu verdauen, senkt Blutdruck, regt Leberfunktion an, löst Stagnation. Gut bei Appetitlosigkeit, Blähungen.

Anzahl Portionen: 2
Kalorien p. Portion 381
Gramm p. Portion 277,35
Kochdauer ca. 30 Min.
Allergene: ACG
(Kohlehydrat:60,39% / Eiweiß & Fett:39,61%)
100g.≈ Eiweiß 20,46g. Fett:11,68g.
µg. - Ph:70,84 Na:40,59 Ka:124,45 Mg:12,56 Ca:44,62 Fe:0,87 Zn:0,25 Col.:22,16 Hsr.:24,25

Zutaten:
Hokkaidokürbis 100 g. / 100g. (empfehlenswert)
Huhn Ei 2 Stück / 120g. (ja)
Weizen Mehl 100-150 g. / 120g. (ja)
Salz 1 Prise / 1g. (wenig)
Pfeffer gemahlen 1 Prise / 0,5g. ()
Muskatnuss 1 Prise / 0,2g. (ja)
Zitrone Schale 1/2 TL / 2g. (ja)
Parmesan 2 EL / 20g. (wenig)
Zwiebel Frühlingszwiebel 2 Stück / 40g. (empfehlenswert)
Tomate 100 g. / 100g. (empfehlenswert)
Petersilie 1/2 Bund / 50g. (empfehlenswert)
Salz 1 Prise / 1g. (wenig)

Kochanleitung:
Kürbis mit einem scharfen Messer schälen, die Kerne entfernen und das Fruchtfleisch in große Würfel schneiden. Kürbis in Alufolie wickeln und im vorgeheizten Ofen bei 200 Grad 20 Min. backen. Eventuell ausgetretenen Kürbissaft abgießen. Kürbis mit der Gabel fein zerdrücken und mit den Eiern verrühren. So viel Mehl zugeben, bis ein Teig entstanden ist, aus welchem sich Klößchen abstechen lassen. Die Masse mit Zitronenschale, Salz, Pfeffer und Muskat würzen. Mit einem Teelöffel kleine Klößchen abstechen und im kochenden Salzwasser ca. 7 Min. ziehen lassen. In einer Pfanne die Zwiebeln glasig rösten und die Tomatenwürfel, Salz und die gehackte Petersilie kurz mit andünsten. Kürbisklößchen portionsweise mit der Tomaten-Petersilien-Soße anrichten und Parmesan dazu reichen.

3.24 Linsen-Kastanien-Suppe mit Curry

Senkt Blutdruck, bakterizid, stärkt Immunsystem, beugt Krebs vor, reduziert Strahlenverletzungen, stärkt Magen, löst Stagnation, fördert Gewichtsabnahme. Gut bei Abwehrschwäche, Appetitlosigkeit, Blähungen, Bluthochdruck, Depressionen, Diabetes, Durchfall

Anzahl Portionen: 4
Kalorien p. Portion 175
Gramm p. Portion 238,25
Kochdauer ca. 45 Min.
Allergene: LO
(Kohlehydrat:83% / Eiweiß & Fett:17%)
100g.≈ Eiweiß 4,17g. Fett:4,33g.
µg. - Ph:2,67 Na:3,8 Ka:7,98 Mg:4,63 Ca:15,86 Fe:0,06 Zn:0,02 Col.:0 Hsr.:2,07

Zutaten:
Linsen rot 150 g. / 150g. (ja)
Kastanien (Maronen) 150 g. / 150g. (empfehlenswert)
Olivenöl 1 EL / 10g. (empfehlenswert)
Curry 2 TL / 8g. (empfehlenswert)
Grundrezept für eine Gemüsebrühe nahrhaft 1/2 Liter / 500g. (empfehlenswert)
Kurkuma (Gelbwurz) 1 TL / 2g. (empfehlenswert)
Weißwein 1/8 Liter / 125g. (wenig)
Salz Kräutersalz 1 Prise / 1g. (wenig)
Anis (gemeiner Fenchel) 1 Prise / 1g. (empfehlenswert)
Kardamom 1 Prise / 0,5g. (empfehlenswert)
Petersilie 2 EL / 6g. (empfehlenswert)

Kochanleitung:
Olivenöl in eine Pfanne geben, Kastanien darin kurz andünsten, Curry drüberstreuen, Linsen zugeben und mit Gemüsebrühe aufgießen. Ganz wenig Weißwein zugeben, Kurkuma untermischen, aufkochen lassen und rund 20 Min. köcheln lassen, bis die Kastanien weich sind. Anschließend die Suppe pürieren und abschmecken mit einer Prise Anis, Kardamom und Kräutersalz. Am Schluss klein geschnittene Petersilie drüberstreuen.

3.25 Mungbohnen-Eintopf

Lindert übermäßigen Durst, harntreibend, reduziert Blutfett, lindert Allergien, stärkt Milz, Magen und Muskeln, senkt Cholesterinspiegel, antiparasitär, regt Leberfunktion an, entgiftet.

Anzahl Portionen: 2
Kalorien p. Portion 665
Gramm p. Portion 353,25
Kochdauer ca. 2 Stunden
(Kohlehydrat:62,18% / Eiweiß & Fett:37,82%)
100g.≈ Eiweiß 35,03g. Fett:17,55g.
µg. - Ph:97,22 Na:5,17 Ka:54,65 Mg:61,21 Ca:35,64 Fe:0,37 Zn:0,07 Col.:0,01 Hsr.:52,82

Zutaten:
Mungbohne 1/4 Kg. / 300g. (ja)
Sonnenblumenöl 3 EL / 30g. (empfehlenswert)
Amaranth 1/2 TL / 2g. (ja)
Fenchelsamen gemahlen 1/2 TL / 2g. (ja)
Cumin (Kreuzkümmel) 1/2 TL / 2g. (ja)
Koriander 1/2 TL / 2g. (ja)
Reis Rundkornreis 1/2 Tasse / 60g. (empfehlenswert)
Wasser 3 Tassen / 300g. (ja)
Ingwer frisch 2 cm. / 3g. (empfehlenswert)
Kombualge 3 cm. / 2g. (empfehlenswert)
Salz 1 Prise / 0,5g. (wenig)
Petersilie 1 EL / 3g. (empfehlenswert)

Kochanleitung:
Mungbohnen über Nacht einweichen. Sonnenblumenöl im Topf erhitzen. Amaranth, Fenchelsamen, Cumin und Koriander einrühren und kurz anrösten. Basmatireis, etwas Ingwer und Mungbohnen zugeben und kurz mitrösten. Wasser aufgießen und aufkochen lassen. Ein Stück Kombu-Alge und Salz zugeben und 1-1,5 Std. köcheln .Mit Petersilie oder Koriander garnieren.

3.26 Porridge mit Kirschen

Stärkt Abwehrkraft, fördert die Durchblutung, lindert Entzündungen, befeuchtet und verbessert die Haut. Leicht abführend.

Anzahl Portionen: 2
Kalorien p. Portion 227
Gramm p. Portion 219
Kochdauer ca. 10 Min.
Allergene: AG
(Kohlehydrat:72% / Eiweiß & Fett:28%)
100g.≈ Eiweiß 6,27g. Fett:7,32g.
µg. - Ph:21,9 Na:4,46 Ka:36,38 Mg:6,43 Ca:12,81 Fe:0,17 Zn:0,18 Col.:0,43 Hsr.:5,96

Zutaten:
Hafer Flocken (Vollkorn) 8 EL / 60g. (empfehlenswert)
Wasser 1/8 Liter / 125g. (ja)
Kuhmilch (1,5 % Fett) 1/8 Liter / 125g. (ja)
Salz 1 Prise / 0,2g. (wenig)
Sahne, süß 30% 2 EL / 20g. (wenig)
Zucker Ursüße (Zuckerrohr) süß 1 EL / 8g. (wenig)
Kirsche 100 g. entkernte / 100g. (ja)

Kochanleitung:
Wasser, Milch und eine Prise Salz aufkochen. 4 EL grobe Haferflocken
einstreuen und zu einem Brei verkochen, 4 EL feine Haferflocken
mitkochen, vom Herd nehmen und ausquellen lassen. In eine
vorgewärmte Schüssel geben und mit flüssiger Sahne übergießen.
Kirschen entkernen und hinzugeben.

3.27 Preiselbeer-Joghurt-Mix

Gut bei akuter oder chronischer Verstopfung,
Mundschleimhautentzündung, Durchfall, Blähungen, Reizdarm.
Anzahl Portionen: 2
Kalorien p. Portion 57
Gramm p. Portion 197,5
Kochdauer ca. 5 Min.
Allergene: GO
(Kohlehydrat:75,06% / Eiweiß & Fett:24,94%)
100g.≈ Eiweiß 2,13g. Fett:1,02g.
µg. - Ph:14,34 Na:11,73 Ka:26,32 Mg:5,43 Ca:33,22 Fe:0,03 Zn:0,03 Col.:0,4 Hsr.:0,41

Zutaten:
Joghurt (natur, 1,5 % Fett) 125 g. / 125g. (ja)
Preiselbeermarmelade 2 EL / 20g. (wenig)
Mineralwasser 250 ml. / 250g. (ja)

Kochanleitung:
Joghurt, Preiselbeer-Marmelade und Mineralwasser mit dem
Standmixer schaumig rühren.

3.28 Provenzalische Nudelpfanne

Fördert Durchblutung, lindert Entzündungen, lindert Schmerzen, stärkt Muskeln, Sehnen und Knochen, harntreibend.

Anzahl Portionen: 2
Kalorien p. Portion 195
Gramm p. Portion 283,5
Kochdauer ca. 45 Min.
Allergene: ACL
(Kohlehydrat:62% / Eiweiß & Fett:38%)
100g.≈ Eiweiß 12,83g. Fett:4,7g.
µg. - Ph:24,21 Na:3,49 Ka:42,72 Mg:11,18 Ca:16,82 Fe:0,37 Zn:0,31 Col.:1,61 Hsr.:24,25

Zutaten:
Nudeln (Vollkorn) mit Ei 200 g / 200g. (ja)
Aubergine 60 g. / 60g. (ja)
Zucchini 60 g. / 60g. (ja)
Paprika 50 g. / 50g. (ja)
Rind Fleisch 50 g. / 50g. (ja)
Knoblauch 2 Stück / 4g. (empfehlenswert)
Rapsöl 5 g. / 5g. (ja)
Grundrezept für eine Gemüsebrühe nahrhaft 60 ml. / 60g. (empfehlenswert)
Tomatensaft 75 ml. / 75g. (wenig)
Oregano frisch 1 Prise / 1g. (ja)
Rosmarin 1 Prise / 1g. (ja)
Pfeffer gemahlen 1 Prise / 0,5g. ()
Salz 1 Prise / 0,5g. (wenig)

Kochanleitung:
Nudeln in reichlich Salzwasser bissfest kochen, abschrecken und abtropfen lassen. Gemüse waschen, Aubergine und Zucchini in Würfel schneiden, Paprikaschote entkernen, Rippe entfernen und in ca. 1 cm große Würfel schneiden. Knoblauch, gehacktes Rindfleisch und vorbereitetes Gemüse in erhitztem Öl andünsten, mit Gemüsebrühe und Tomatensaft aufgießen und fertig garen. Teigwaren zur Soße geben und untermengen. Das Ganze erwärmen und mit den Gewürzen und Salz abschmecken.

3.29 Quinoa mit Pfirsich

Unterstützt die Erythrozyten-Produktion, lindert Müdigkeit, entspannt, lindert Magen- und Darmbeschwerden, lindert Schmerzen, entgiftend, bakterizid.

Anzahl Portionen: 2
Kalorien p. Portion 247
Gramm p. Portion 294,5
Kochdauer ca. 20 min.
(Kohlehydrat:78% / Eiweiß & Fett:22%)
100g.≈ Eiweiß 7,77g. Fett:4,63g.
µg. - Ph:2,62 Na:0,23 Ka:18,3 Mg:1,05 Ca:1,4 Fe:0,05 Zn:0,02 Col.:0 Hsr.:1,83

Zutaten:
Quinoa 1 Tasse / 100g. (ja)
Wasser 2 Tassen / 240g. (ja)
Honig 2 TL / 4g. (wenig)
Pfirsich 2 Stück / 240g. (ja)
Leinöl 2 TL / 4g. (empfehlenswert)
Zitronenmelisse (frisch) 1 TL gehackte / 1g. (ja)
Chili (Schote oder gemahlen) 1 Prise / 0,1g. (ja)
Zimtpulver 1 Prise / 0,2g. (ja)
Vanille 1 Prise / 0,2g. (ja)

Kochanleitung:
Am Abend: Quinoa in heißem Wasser zugedeckt 15 bis 20 Min. weich kochen. In der Früh: Quinoa mit 1 EL Wasser erwärmen. Pfirsiche in einem Topf leicht dünsten oder frisch dazu geben. Mit frischer Zitronenmelisse dekorieren. Sommer: Nektarinen, Aprikosen. Winter: Eingelegtes Obst, Birne, Äpfel.

3.30 Reissuppe mit frischen Früchten

Harntreibend, erwärmt den Körper von innen, erweitert die Gefäße, stärkt die Muskeln, reguliert Innenorganfunktionen.

Anzahl Portionen: 4
Kalorien p. Portion 143
Gramm p. Portion 304
Kochdauer ca. 1 1/2 Stunden
Allergene: G
(Kohlehydrat:85% / Eiweiß & Fett:15%)
100g.≈ Eiweiß 1,99g. Fett:2,83g.
µg. - Ph:1,8 Na:0,13 Ka:2,27 Mg:0,92 Ca:0,43 Fe:0,02 Zn:0,01 Col.:0,12 Hsr.:0,84

Zutaten:
Reis Wilder (Naturreis) 1 Tasse / 100g. (empfehlenswert)
Wasser 8 Tassen / 900g. (ja)
Apfel (süß) 2 Tassen / 200g. (wenig)
Butter Bio 1 EL / 10g. (wenig)
Vanille 1 Prise / 0,2g. (ja)
Chili (Schote oder gemahlen) 1 kleine Prise / 0,1g. (ja)
Zucker Ursüße (Zuckerrohr) süß 2 TL / 6g. (wenig)

Kochanleitung:
Reis-Congee nach Grundrezept zubereiten. Am Ende klein
geschnittene Früchte der Saison, Vanille, Chili und Butter zugeben und
nach Geschmack süßen. Variante: Mit Nüssen kann das Gericht
jederzeit reichhaltiger und sättigender gemacht werden. Wirkung:
Gekochte oder gedünstete Früchte sind leichter verdaulich und wirken
besser auf die Produktion von Körpersäften als rohe. Bei einigen
Früchten, die sich besonders für heiße Tage im Sommer eignen - wie
Melonen und Beeren - empfiehlt es sich dennoch, die Früchte nur zum
heißen Brei hinzuzufügen. Andere Obstsorten - wie Äpfel, Birnen,
Pflaumen und Kirschen - können auch eine Weile mitgeköchelt werden.

3.31 Reissuppe mit geraspelten Karotten

Harntreibend, erwärmt den Körper von innen, erweitert die Gefäße,
stärkt die Muskeln, reguliert Innenorganfunktionen, senkt Blutdruck,
bakterizid, stärkt Immunsystem, beugt Krebs vor, reduziert
Strahlenverletzungen, fördert Verdauung.

Anzahl Portionen: 4
Kalorien p. Portion 131
Gramm p. Portion 227
Kochdauer ca. 5 min.
Allergene: EG
(Kohlehydrat:86% / Eiweiß & Fett:14%)
100g.≈ Eiweiß 2,24g. Fett:1,24g.
µg. - Ph:2,54 Na:1,11 Ka:2,18 Mg:1,23 Ca:0,74 Fe:0,03 Zn:0,02 Col.:0,05 Hsr.:1,06

Zutaten:
Reis Wilder (Naturreis) 1 Tasse / 100g. (empfehlenswert)
Wasser 6 Tassen / 700g. (ja)
Karotte (Mohrrübe, Möhre) 1 Stück / 100g. (empfehlenswert)
Sojasauce 1 Schuss / 2g. (ja)
Butter Bio 1 TL / 3g. (wenig)
Kümmel 1 Prise / 0,3g. (ja)
Kräuter verschiedene 1 TL gehackt / 3g. (ja)

Kochanleitung:
In einer Portion Reis-Congee (nach Grundrezept) eine geraspelte
Karotte weich kochen, Butter und Sojasoße zufügen und mit frischen
Kräutern bestreuen. Gewürze und Kräuter: Schwarzkümmel, Kurkuma,
Kardamom, Petersilie, Salbei, Thymian, Basilikum, Rosmarin.
Winter: Pastinake, Sellerie, Zwiebel, Lauch, Kürbis.
Sommer: Tomate, Zucchini, Frühlingszwiebel, Radieschen, Rucola

3.32 Rettichgemüse mit Meerrettich

Regt Leberfunktion an, entgiftet, fördert Verdauung und Durchblutung,
harntreibend, reduziert Durst, vertreibt Kälte.
Anzahl Portionen: 2
Kalorien p. Portion 196
Gramm p. Portion 286
Kochdauer ca. 30 Min.
Allergene: GNO
(Kohlehydrat:75% / Eiweiß & Fett:25%)
100g.≈ Eiweiß 4,42g. Fett:5,41g.
µg. - Ph:14,53 Na:2,41 Ka:52,61 Mg:6,65 Ca:11,86 Fe:0,3 Zn:0,11 Col.:0,84 Hsr.:5,46

Zutaten:
Butter Bio 1 EL / 8g. (wenig)
Rettich (weiß, grün, lila-rot) 1/2 Stück / 50g. (ja)
Wasser 3 EL / 10g. (ja)
Zitrone Saft 2 EL / 20g. (ja)
Weißwein 2 EL / 20g. (wenig)
Paprika (Rosenpaprikapulver) 1 Prise / 0,2g. (ja)
Sesamöl 1 TL / 3g. (empfehlenswert)
Rettich Meerrettich (Kren) 2-3 EL / 20g. (ja)
Salz 1 Prise / 0,5g. (wenig)
Petersilie 1 Bund gehackte / 80g. (empfehlenswert)
Reis Langkornreis 1/2 Tasse / 60g. (empfehlenswert)
Wasser 3 Tassen / 300g. (ja)
Salz 1 Prise / 0,5g. (wenig)

Kochanleitung:
Den in Stifte geschnittenen Rettich in heißer Butter andünsten, mit
kaltem Wasser aufgießen und Zitronensaft, Weißwein, eine Prise
Rosenpaprika und das Sesamöl unterrühren. Mit 2-3 EL frisch
geriebenem Meerrettich (ersatzweise 1 TL aus dem Glas) und Salz
abschmecken und gehackte Petersilie drüberstreuen. Reis in
gesalzenem Wasser ca. 15 Min. gar kochen.

3.33 Rettichsaft

Fördert Verdauung, entgiftet (z. B. bei Alkoholvergiftung), fördert Durchblutung, harntreibend, reduziert Durst, beugt Krebs vor, stärkt Körperzellen.

Anzahl Portionen: 1
Kalorien p. Portion 9
Gramm p. Portion 170
Kochdauer ca. 10 Min.
(Kohlehydrat:61% / Eiweiß & Fett:39%)
100g.≈ Eiweiß 0,5g. Fett:0,1g.
μg. - Ph:8,53 Na:6 Ka:94,71 Mg:5,12 Ca:13,24 Fe:0,24 Zn:0,16 Col.:0 Hsr.:2,94

Zutaten:
Rettich (weiß, grün, lila-rot) 1/2 Stück / 50g. (ja)
Wasser 1 Tasse / 120g. (ja)

Kochanleitung:
Rettichsaft mit dem Entsafter herstellen oder im Naturkostladen kaufen. Der frische Presssaft wird aus der Wurzel gewonnen. Für Heilzwecke bevorzugt man wegen seiner Schärfe den schwarzen Rettich. Der beißend scharfe Geschmack
ist auf die Senföle im Rettichsaft zurückzuführen. Sie regen die Gallensaftbildung in der Leber an. Das hat in unserem Körper zwei verschiedene Auswirkungen: Der Appetit und die Verdauung werden gefördert und Gallen- und Leberleiden gelindert. In kleinen Schlucken trinken.

3.34 Rosmarinkartoffeln

Kartoffel stärkt die Milz, lindert Entzündungen, verbessert die Verdauung, regeneriert die Haut, senkt Cholesterinspiegel. Rosmarin fördert Verdauung, stärkt Lunge, Milz und Nieren.

Anzahl Portionen: 2
Kalorien p. Portion 189
Gramm p. Portion 216,5
Kochdauer ca. 30 Min.
(Kohlehydrat:76,49% / Eiweiß & Fett:23,51%)
100g.≈ Eiweiß 4,21g. Fett:5,25g.
μg. - Ph:23,02 Na:1,45 Ka:165,76 Mg:9,44 Ca:3,73 Fe:0,2 Zn:0,07 Col.:0,01 Hsr.:7,27

Zutaten:
Kartoffel 6-8 Stück / 420g. (empfehlenswert)
Salz Kräutersalz 1 Prise / 1g. (wenig)
Olivenöl 1 EL / 10g. (empfehlenswert)
Rosmarin 1 TL / 2g. (ja)

Kochanleitung:
Kartoffeln der Länge nach halbieren, mit etwas Olivenöl bestreichen, salzen, 2-3 Rosmarinnadeln auf jede halbe Kartoffel streuen, auf Backblech setzen und im vorgeheizten Backofen ca. 25 Min. bei 190 Grad backen.

3.35 Schwarzwurzel mit Joghurt

Schwarzwurzeln regen Nieren, Blase und damit die Reinigung des Körpers an. Sie stimulieren im physiologischen Sinne allgemein die Drüsen im Organismus. Gut bei akuter oder chronischer Verstopfung des Darmes. Liefern Vitamine und Spurenelemente.

Anzahl Portionen: 2
Kalorien p. Portion 319
Gramm p. Portion 304,5
Kochdauer ca. 20 min
Allergene: AG
(Kohlehydrat:76,55% / Eiweiß & Fett:23,45%)
100g.≈ Eiweiß 7,98g. Fett:2,08g.
µg. - Ph:45,41 Na:46,46 Ka:135,9 Mg:13,05 Ca:30,12 Fe:1,28 Zn:0,12 Col.:0,16
Hsr.:28,83

Zutaten:
Schwarzwurzel 1/2 Kg. / 400g. (empfehlenswert)
Joghurt (natur, 1,5 % Fett) 4 EL / 80g. (ja)
Kräuter verschiedene 1 EL / 8g. (ja)
Salz 1 Prise / 1g. (wenig)
Mehrkornbrot (Graubrot) 6 Scheiben / 120g. (ja)

Kochanleitung:
Schwarzwurzel schälen und in Salzwasser kochen, bis sie weich sind. Das Wasser wegschütten, Schwarzwurzel auskühlen lassen und klein schneiden. Mit Joghurt übergießen und mit frischen Kräutern bestreuen. Mit dem Mehrkornbrot servieren.

3.36 Sellerie-Kartoffel-Cremesuppe

Senkt Blutdruck, stärkt Immunsystem, fördert Gewichtsabnahme. Gut bei Abwehrschwäche, Appetitlosigkeit, Blähungen, Depressionen, Diabetes, Durchfall, Verdauungsschwäche.

Anzahl Portionen: 4
Kalorien p. Portion 113
Gramm p. Portion 241,5
Kochdauer ca. 45 Min.
Allergene: GL
(Kohlehydrat:83,35% / Eiweiß & Fett:16,65%)
100g.≈ Eiweiß 2,16g. Fett:5,52g.
µg. - Ph:5,96 Na:3,46 Ka:23,98 Mg:22,27 Ca:83,51 Fe:0,18 Zn:0,02 Col.:0 Hsr.:1,49

Zutaten:
Olivenöl 1 EL / 10g. (empfehlenswert)
Zwiebel weiss 1/2 Stück / 25g. (ja)
Grundrezept für eine Gemüsebrühe nahrhaft 700 ml. / 700g. (empfehlenswert)
Kartoffel 200 g / 200g. (empfehlenswert)
Muskatnuss 1 Prise / 0,5g. (ja)
Kümmel 1 Prise / 0,5g. (ja)
Zitrone Schale 1/4 Stück / 1g. (ja)
Creme fraiche 2 EL / 20g. (wenig)
Salz 1 Prise / 1g. (wenig)
Petersilie 1 EL / 8g. (empfehlenswert)

Kochanleitung:
Das Olivenöl in einem Topf leicht erhitzen und Zwiebelwürfel darin bei milder Hitze ganz weich dünsten. Mit Gemüsebrühe (nach Grundrezept) aufgießen und zugedeckt 15 Min. köcheln lassen. Kartoffelwürfel, kleingeschnittenen Sellerie, Muskat, Kümmel und Zitronenschale zugeben und zugedeckt weitere 12 Min. leicht kochen. Kartoffeln und Sellerie sollen weich sein, aber nicht zerfallen. Zitronenschale entfernen, mit dem Mixstab oder im Mixer die Suppe mit Crème fraîche fein pürieren und mit Salz abschmecken. Suppe portionsweise mit der kleingehackten Petersilie anrichten.

3.37 Selleriesaft

Mineral- und vitaminreich, stoffwechselfördernd und entwässernde Heilwirkung.

Anzahl Portionen: 1
Kalorien p. Portion   33
Gramm p. Portion   320,5
Kochdauer ca.   5 Min.
Allergene: L
(Kohlehydrat:61,11% / Eiweiß & Fett:38,89%)
100g.≈ Eiweiß 2,4g. Fett:0,4g.
µg. - Ph:30,19 Na:83,35 Ka:214,67 Mg:8,05 Ca:52,18 Fe:0,32 Zn:0,1 Col.:0 Hsr.:43,68

Zutaten:
Sellerie Knolle 1/2 Stück / 200g. (empfehlenswert)
Wasser 1 Tasse / 120g. (ja)
Salz 1 Prise / 0,5g. (wenig)

Kochanleitung:
Sellerieknolle schälen, in Stücke schneiden und entsaften. Mit Wasser mischen und nach Bedarf salzen.

3.38 Smoothie mit Spinat Banane und Kiwi

Fördert Ausscheidung, stärkt Magen und Darm, verbessert Bauchspeicheldrüsenfunktion, unterstützt das Wasserlassen.

Anzahl Portionen: 2
Kalorien p. Portion   87
Gramm p. Portion   242,5
Kochdauer ca.   10 Min.
(Kohlehydrat:83,75% / Eiweiß & Fett:16,25%)
100g.≈ Eiweiß 3,31g. Fett:0,55g.
µg. - Ph:12,98 Na:7,98 Ka:115,51 Mg:11,41 Ca:22,52 Fe:0,59 Zn:0,06 Col.:0 Hsr.:13,15

Zutaten:
Spinat 1 Handvoll / 150g. (empfehlenswert)
Banane 1 Stück / 115g. (wenig)
Kiwi 1 Stück / 70g. (ja)
Wasser 150 g. / 150g. (ja)

Kochanleitung:
Spinat (gut waschen), geschälte Banane und Kiwi mit dem Wasser im Mixer pürieren. Sie können mit Zucker oder Ahornsirup süßen, wenn es Ihrem Ernährungsplan entspricht.

3.39 Tee aus Hagebutten

Reguliert Verdauung, fördert Durchblutung.
Anzahl Portionen: 4
Kalorien p. Portion 2
Gramm p. Portion 126
Kochdauer ca. 10 Min.
(Kohlehydrat:86% / Eiweiß & Fett:14%)
100g.≈ Eiweiß 0,06g. Fett:0,01g.
µg. - Ph:0,83 Na:0,64 Ka:1,62 Mg:0,6 Ca:2,06 Fe:0 Zn:0,01 Col.:0 Hsr.:0

Zutaten:
Hagebuttentee 2 EL / 4g. (ja)
Wasser 1/2 Liter / 500g. (ja)

Kochanleitung:
Wasser zum Kochen bringen und beiseite stellen. Hagebutten
dazugeben und 10 Min. ziehen lassen. Abseihen und nach Geschmack
mit Honig süßen.

3.40 Tee aus Stangensellerie

Liefert wertvolle Vitamine und Mineralien, stoffwechselfördernd und
entwässernd.
Anzahl Portionen: 4
Kalorien p. Portion 0
Gramm p. Portion 129,5
Kochdauer ca. 15 Min.
Allergene: L
(Kohlehydrat:63% / Eiweiß & Fett:37%)
100g.≈ Eiweiß 0,04g. Fett:0g.
µg. - Ph:0,1 Na:0,35 Ka:0,75 Mg:0,08 Ca:0,47 Fe:0 Zn:0,01 Col.:0 Hsr.:0,15

Zutaten:
Sellerie Stangensellerie 2 EL gehackte / 18g. (empfehlenswert)
Wasser 1/2 Liter / 500g. (ja)

Kochanleitung:
Wasser zum Kochen bringen und beiseite stellen. Kleingeschnittenen
Stangensellerie dazugeben und 10 Min. ziehen lassen. Abseihen und
nach Geschmack mit Honig süßen.

3.41 Teemischung appetitanregend

Ingwerpulver vertreibt Kälte, fördert Schwitzen, löst Stagnation.
Anzahl Portionen: 4
Kalorien p. Portion 0
Gramm p. Portion 127,5
Kochdauer ca. 10 Min.
(Kohlehydrat:83% / Eiweiß & Fett:17%)
100g.≈ Eiweiß 0,01g. Fett:0g.
µg. - Ph:0,02 Na:0,06 Ka:0,12 Mg:0,08 Ca:0,32 Fe:0 Zn:0,01 Col.:0 Hsr.:0

Zutaten:
Bitterorangenschale 3 g. / 3g. (ja)
Schafgarbentee 3 g. / 3g. (ja)
Ingwer Pulver 1 g. / 1g. (ja)
Andornkraut 3 g. / 3g. (ja)
Wasser 500 ml / 500g. (ja)

Kochanleitung:
1 EL der Teemischung mit 500 ml Wasser überbrühen und 10 Min.
ziehen lassen. Danach abseihen und in kleinen Schlucken vor dem
Essen trinken.

3.42 Überbackenes Chicoréegemüse

Liefert Mineralien und Vitamine (A,B,C), befeuchtet Darm.
Anzahl Portionen: 2
Kalorien p. Portion 231
Gramm p. Portion 460,5
Kochdauer ca. 20 Min.
Allergene: AG
(Kohlehydrat:74,2% / Eiweiß & Fett:25,8%)
100g.≈ Eiweiß 6,05g. Fett:7,04g.
µg. - Ph:20,06 Na:8,39 Ka:61,13 Mg:9,33 Ca:10,83 Fe:0,3 Zn:0,07 Col.:0 Hsr.:8,96

Zutaten:
Chicorée 4 Stück / 500g. (ja)
Sahne, süß 30% 2 EL / 40g. (wenig)
Brösel (Weizenbrot, Semmel) 2 EL / 20g. (ja)
Reis Basmatireis 1/2 Tasse / 60g. (empfehlenswert)
Wasser 3 Tassen / 300g. (ja)
Salz 1 Prise / 1g. (wenig)

Kochanleitung:
Den ganzen Chicorée ca. 5 Min. blanchieren, in eine Auflaufform geben, etwas süße Sahne und Semmelbrösel darauf verteilen und überbacken. Den Reis in gesalzenem Wasser aufkochen lassen und auf niedriger Stufe ca. 15 Min. quellen lassen.

3.43 Vollmilch-Getreide-Brei

Entzündungshemmend, antiallergisch, kreislaufstabilisierend, stoffwechselregulierend. Senkt Blutzucker und Cholesterin, befeuchtet Darm, kühlt innere Hitze.

Anzahl Portionen: 1
Kalorien p. Portion 206
Gramm p. Portion 290
Kochdauer ca. 20 Min.
Allergene: AG
(Kohlehydrat:59,59% / Eiweiß & Fett:40,41%)
100g.≈ Eiweiß 8,98g. Fett:7,66g.
µg. - Ph:96,41 Na:73 Ka:144,97 Mg:18,31 Ca:88,66 Fe:0,42 Zn:0,33 Col.:4,14 Hsr.:6,62

Zutaten:
Kuhmilch (Vollmilch 3,5 % Fett) 200 ml. / 200g. (wenig)
Wasser 50 ml. / 50g. (ja)
Dinkel Flocken 20 g. / 20g. (ja)
Obstmischung Fruchtsaft 20 g. / 20g. (wenig)

Kochanleitung:
Die Milch mit den Vollkornflocken aufkochen und quellen lassen. Das pürierte Obst dazugeben Wechseln Sie zwischen Weizen, Hafer und Dinkelvollkornflocken sowie die Obstsorten. So erhalten Sie eine Vielfalt an Geschmacksrichtungen.

3.44 Zucchini mit Basilikum-Pesto

Gut bei Blähungen und Übelkeit, entkrampfend und beruhigend. Fördert Verdauung, stärkt Magen und Verdauungssystem, entgiftet, bakterizid, stärkt Muskeln und Knochen, harntreibend, löst Stagnation.

Anzahl Portionen: 3
Kalorien p. Portion 467
Gramm p. Portion 255
Kochdauer ca. 25 Min.
Allergene: ACGHL
(Kohlehydrat:62% / Eiweiß & Fett:38%)
100g.≈ Eiweiß 15,92g. Fett:20,94g.
µg. - Ph:11,85 Na:6,22 Ka:20,93 Mg:4,55 Ca:15,48 Fe:0,13 Zn:0,08 Col.:3,09 Hsr.:6,08

Zutaten:
Basilikum (frisch) 1 Bund / 125g. (ja)
Olivenöl 1 EL / 20g. (empfehlenswert)
Mandeln 1 EL / 15g. (ja)
Parmesan 30 g. / 30g. (wenig)
Grundrezept für eine Gemüsebrühe nahrhaft 3 EL / 45g.
(empfehlenswert)
Zitrone Schale 1 TL / 3g. (ja)
Zitrone 1 TL / 3g. (ja)
Oregano getrocknet 2 TL / 15g. (ja)
Kümmel 1 Prise / 1g. (ja)
Salz 1 Prise / 1g. (wenig)
Pfeffer gemahlen 1 Prise / 1g. ()
Nudeln (Weizen, Spagetti) mit Ei 200 g. / 200g. (empfehlenswert)
Salz 1 Prise / 1g. (wenig)
Olivenöl 1 EL / 15g. (empfehlenswert)
Zwiebel Frühlingszwiebel 2 Stück / 40g. (empfehlenswert)
Zucchini 250 g. / 250g. (ja)

Kochanleitung:
Basilikum, Olivenöl, geriebene Mandeln, Parmesan, Gemüsebrühe und
geriebene Zitronenschale zu einer glatten, geschmeidigen Creme
pürieren. Pesto mit Salz, Oregano, Kümmel und Pfeffer abschmecken.
Die Spaghetti mit etwas Salz in reichlich Wasser bissfest kochen.
Olivenöl in einer Pfanne erhitzen und die Frühlingszwiebeln unter
Rühren darin weich braten. Zucchini dazugeben und kurz mitbraten. Die
Zucchini sollen weich, aber mit Biss sein. Mit Salz abschmecken. Die
gut abgetropften Spaghetti mit den Zucchini und dem Pesto in einer
Schüssel vermischen und mit Salz und Pfeffer abschmecken.
Empfehlenswert bei Schluckstörungen, Appetitlosigkeit, Kalium- und
Magnesiumbedarf.

4 Wirkung der Lebensmittel

4.1 Zutaten verwenden: empfehlenswert

Acaipulver
Adzukibohnen
Anis (gemeiner Fenchel)
Artischocke
Barsch
Bocksdornfrüchte (Fructus Lycii) getrocknet
Bohnenkraut
Brokkoli
Brombeere getrocknet (unreife)
Brot mit Johannisbrotkernmehl
Buchweizen (geröstet) Kasha
Buchweizen Vollkorn
Bulgur (Getreide)
Couscous
Curry
Dinkel Brot
Dinkel Gries
Dinkel Vollkornmehl
Dorsch
Dulse (Lappentang)
Forelle
Gerste (Nacktgerste)
Gerste (Perlgerste)
Gerstengraupen
Gerstengrütze
Gerstenmehl
Ginsengwurzel
Grünkern
Gurke (bitter)
Hafer Flocken (Vollkorn)
Hafer Schmelzlocken (Babynahrung)
Heidelbeere
Heilbutt
Hirseflocken
Hokkaidokürbis
Ingwer frisch
Johannisbeere (schwarz)
Kaffee
Karausche
Kardamom
Karotte (Frühkarotte)
Karotte (Mohrrübe, Möhre)
Karottensaft ohne Zucker
Kartoffel
Kartoffel (mehlige)

Kartoffelmehl
Kastanien (Maronen)
Knäckebrot
Knoblauch
Kombualge
Kümmel gemahlen
Kumquat
Kürbis
Kurkuma (Gelbwurz)
Leinöl
Mais (Schnellpolenta)
Mais Gries (Polenta)
Miso
Miso schwarz (fermentiert)
Nierenbohnen (rote)
Nudeln (Weizen) mit Ei
Nudeln (Weizen, Bandnudeln) mit Ei
Nudeln (Weizen, Lasagneblätter) mit Ei
Nudeln (Weizen, Spagetti) mit Ei
Olivenöl
Petersilie
Petersilienwurzel
Pumpernickel
Reis Basmatireis
Reis Langkornreis
Reis Rundkornreis
Reis Sorte beliebig
Reis Wilder (Naturreis)
Reismehl
Reisnudeln
Rotbarsch
Rote Grütze (ohne Zucker)
Safran
Sago (Getreide)
Sanddorn
Saubohnen (Dicke Bohnen)
Scholle
Schwarzaugenbohnen
Schwarze Bohnen
Schwarzwurzel
Sellerie Knolle
Sellerie Stangensellerie
Sesamöl
Sesamöl geröstet
Soja Cuisine (Soja-Sahne)
Sojabohne

Sojabohnen, Gelbe
Sojabohnen, Schwarze, fermentiert
Sojacreme
Sojamehl
Soja-Nudeln
Sojaöl
Sonnenblumenöl
Spargel (grün oder weiß)
Speiserüben
Spinat
Stevia (Süßkraut)
Süßkartoffel
Süßwasserfisch

Thymian
Toastbrot (Vollkorn)
Tomate
Tomate getrocknet
Tomatenmark
Tsampa (geröstetes Gerstenmehl)
Wakame
Weißfischchen
Weizen Gries - Kindergries
Zuckerersatz (Süßstoff)
Zwieback
Zwiebel Frühlingszwiebel
Zwiebel Schalotte

4.2 Zutaten verwenden: ja

Agar-Agar, Agartang
Amaranth
Amaranth POPS
Ananas
Ananassaft ungezuckert
Andornkraut
Angelikawurzel
Apfel (sauer)
Aprikose
Astronautenkost
Aubergine
Austern
Austernpilze
Austernschalenpulver
Avocado
Backpulver
Baldrian
Bambussprossen
Banchatee
Bärentraubenblätter
Bärlauch (Knoblauchspinat)
Basilikum
Basilikum (frisch)
Bataviasalat
Beeren der Saison
Beerensaft
Benediktinerdistel
Berberitzenrindetee
Birne
Bitterklee
Bitterorangenschale
Blattsalate (bitter)
Blumenkohl (Karfiol)
Blütenpollen
Bockshornklee
Bohnen (grün, frisch)
Bohnenöl
Borretsch

Borretschöl
Boxhornkleesamen
Brennnessel
Brombeerblätter
Brombeere
Brösel (Weizenbrot, Semmel)
Buchweizen
Buschbohnen
Butter (halbfett)
Butterbohnen weiße
Buttermilch
Calamari
Camembert
Campari
Cashewnüsse
Champignon
Channa-Dal
Chenpi (chinesische
Mandarinenschale)
Chicorée
Chili (Schote oder gemahlen)
Chinakohl
Chlorella (Süßwasser)
Chrysanthemenblütentee
Clementinen
Colagetränk (kalorienarm)
Cranberries
Cumin (Kreuzkümmel)
Currypaste rot
Dashi
Datteln rot
Dill
Dinkel
Dinkel Flocken
Distelöl
Dornhai (Seeaal, Schillerlocken)
Eibennuss
Eibisch (Hibiscus)

Eisbergsalat
Endiviensalat
Enzianwurzel
Erbse, grün
Erbsen
Erdbeere
Erdnüsse
Erdnussöl
Essig (Apfelessig)
Essig (Rotweinessig)
Essig Aceto Balsamico
Essig Aceto Balsamico weiss
Essiggurke
Estragon
Färberdiestel (Hong Hua)
Färberginsterkraut
Fasan
Feige
Feldsalat
Fenchel
Fenchelsamen gemahlen
Fencheltee
Fernet Branca (Kräuterbitterlikör)
Feta
Fisch Innereien
Fischreste
Fischsouce
Fischstücke gemischt (Süßwasser)
Flaschenkürbis
Flohsamen
Flunder
Forelle (geräuchert)
Frischkäse
Frischkäse aus Soja
Frischkäse mit Kräuter
Früchtetee
Gagelpflaume
Galgant
Gänseblümchen
Gänseblut
Gänseei
Garam Masala Pulver
Garnele
Gelatine weiss
Gelee Royal
Gemüsesaft
Gerste
Gerstengras Pulver
Gerstenmalz
Getreidekaffee
Gewürznelke
Ginkgofrucht
Glühweingewürzmischung
Granatapfel

Grapefruit getrocknete Schale
Grapefruit/Pampelmuse/Pomelo
Grapefruitsaft
Graskarpfen
Grüner Tee
Guave
Gurke
Gurke (Gewürzgurke)
Hafer
Hafer Flocken geröstet
Hafer Mehl
Hafer Milch
Hafer Schrot
Hagebutte
Hagebuttentee
Haifisch
Hammel
Hase
Hase, wild
Haselnüsse
Hefe
Heidelbeere getrocknet
Hering
Hibiskustee
Hijiki
Himbeerblättertee
Himbeere
Hiobsträne (Samen) YiYi Ren
Hirsch Fleisch
Hirsch Knochen
Hirse
Holunderbeeren
Holunderblütentee
Honigmelone
Hopfen
Huhn Blut
Huhn Ei
Huhn Eigelb
Huhn Eiweiß
Huhn Fleisch
Hummer
Hüttenkäse
Ingwer Pulver
Ingweröl
Jakobstränen
Jasminblütentee
Joghurt (natur, 1,5 % Fett)
Johannisbeere (rot)
Johannisbeere (weiß)
Johannisbrotkernmehl
Kabeljau
Kaffeeweißer
Kakao
Kaki-Pflaume

Kaktusfeige
Kalmus
Kamille
Kaninchen Fleisch
Kapern (eingelegt)
Kapuzinerkresse
Karambole/Sternfrucht
Karpfen
Käsepappeltee
Kaviar
Kefir
Kerbel
Kerbel getrocknet
Kichererbsen
Kirsche
Kirsche (sauer)
Kiwi
Klementine
Klettenwurzeltee
Kohlrabi
Kohlrübe
Kokosmilch
Kopfsalat
Koriander
Koriandergrün
Krabbe
Krake
Kräuter bittere
Kräuter der Provence
Kräuter verschiedene
Kräuter Wildkräuter
Kräuterteemischung
Kresse
Kuhmilch (1,5 % Fett)
Kukichatee
Kümmel
Kürbiskerne
Kürbiskernöl
Kuzu
Lachs
Lamm Fleisch
Lamm Knochen
Lamm Schulter
Languste
Lauch (Porree)
Lauchzwiebel Schnittlauch
Lavendelblüten
Leberglättertee
Leinsamen
Leinsamen (geschrotet)
Liebstöckel
Liebstöckelsamen
Limabohnen
Lindenblütentee

Linsen (Helmbohnen)
Linsen gelb
Linsen rot
Linsen schwarz
Longane
Loquate/Japanische Mispel
Lorbeerblatt
Lotossamen
Lotoswurzeln
Löwenzahn (junger)
Löwenzahnsaft
Löwenzahnwurzeltee
Luohan-Frucht
Lychee
Lychee (Konserve)
Magermilchpulver
Mais
Mais (geröstet)
Mais Mehl (Maizena)
Maishaartee
Maiskeimöl
Maisstärke
Majoran
Makannastern Samen
Makrele
Malventee
Malz
Mandarine
Mandelmilch
Mandelmus
Mandeln
Mango
Mangopulver
Maniokmehl
Martini
Meeräsche
Meereskrebs
Mehrkornbrot (Graubrot)
Melisse
Miesmuscheln
Mineralwasser
Mirabelle
Mispel
Mittelmeerfisch (Kabeljau, Scholle,
Schellfisch, Seeaal, Makrele)
Mixed Pickels
Mohn
Molke
Moosbeere
Morchel (schwarz, getrocknet)
Mozzarella
Mu-Erh-Pilz
Mungbohne
Mungbohnensprossen

Muskatnuss
Müsli
Nachtkerzenöl
Nektarine
Nelke
Nori, Purpurtang, Rotalge
Nudeln (Vollkorn) mit Ei
Odermennig
Okra
Oliven
Oliven grün
Orange
Orange abgeriebene Schale
Orange getrocknete Schale
Orange Schale
Orangenblüten
Oregano frisch
Oregano getrocknet
Palmöl
Papaya
Paprika
Paprika (Rosenpaprikapulver)
Paprika (süß)
Passionsblumenblütentee
Passionsfrucht (Maracuja)
Pastinake
Peperoni
Peperoni, gelb, entkernt, halbiert
Peperoni, rot, entkernt, halbiert
Pfeffer Cayenne
Pfeffer Körner
Pfeffer weiss (gemahlen)
Pfefferminze
Pfefferminztee
Pfeilwurzelmehl
Pferd Fleisch
Pfifferlinge/Eierschwammerl
Pfirsich
Pfirsich (Dose)
Pflaume
Piment
Pinienkerne
Pintobohnen gesprenkelt
Pistazien
Preiselbeere
Preiselbeersaft
Puddingpulver Vanille
Pute Brustfleisch
Pute Schinken
Qualle
Quargel 20%
Quinoa
Quitte
Radicchio

Radieschen
Rapsöl
Reh Fleisch
Reineclaude
Reis Duftreis
Reis Gaoliangreis (Sorghum)
Reis Klebreis
Reis Reisschleim
Reis Roter
Reis Schwarzer
Reis Vollkorn
Reishi
Reismalz
Reisstärke
Rettich (weiß, grün, lila-rot)
Rettich Meerrettich (Kren)
Rettich schwarz
Rettichblätter (vom Wochenmarkt)
Rhabarber
Rind (Kalb)
Rind Filet
Rind Fleisch
Rind Fleischknochen
Rind Lunge (Kalb)
Roggen
Roggen Vollkornbrot
Roggenmehl
Römersalat/Lattich-Salat
Rosenblättertee
Rosenblütentee
Rosenkohl
Rosmarin
Rote Rübe
Rotwein
Sahne 10% Kaffeesahne
Sahne sauer 10%
Sake
Salbei
Sardellen/Sardine
Sauerampfer
Sauerkirsche
Sauerkraut
Sauermilch
Sauerteig
Schafgarbe
Schafgarbentee
Schafmilch Joghurt
Schafskäse
Schafsmilch
Schlehdorn
Schmelzkäse 12%
Schnecke
Schokolade (Diabetiker)
Schwarzer Fungu Pilz

Schwarzkümmel
Schwarztee
Schwedenkraut (Schwedenbitter)
Schwein Blut
Schwein Fleisch
Schwein Haut
Schwein Haxe (Eisbein)
Schwein Lunge
Schwein Schinken
Schwein Schinken gekocht
Schwein Schinken geselcht
Seegurke
Senf
Senf Dijon
Senf mittelscharf
Senf süß
Senfsamen
Sesam Paste (Tahini)
Sesam, Schwarzer
Sesam, Weißer
Shiitake, getrocknet
Shrimps
Silbermorchel, getrocknet
Soja Tofu
Soja Tofu geräuchert
Sojabohnen, Schwarze
Sojabohnenmilch
Sojapaste (Miso)
Sojasauce
Sonnenblumenkerne
Spitzwegerichtee
Stachelbeere
Stangenbohnen (Fisolen)
Steinpilz/Herrenpilz
Sternanis
Stutenmilch
Süßholzwurzeltee
Süßwasserkrebs
Tabasco
Taube
Taube Ei
Teemischung Harnsäuresenkend
Thunfisch
Thymian getrocknet
Tintenfisch
Tomatenpüre
Topfen (Quark) 20%
Traubenkernöl
Trüffel
Umeboshipaste
Umeboshipflaumen (Japanaprikosen)
Vanille
Vanillepulver
Vanilleschote

Vogelmiere
Vogerlsalat (Pflücksalat)
Vollkornbrot
Vollkornbrot mit ganzen Körner
Vollkornmehl
Wacholderbeere
Wachskürbis
Walderdbeeren
Walnüsse
Walnussöl
Wasser
Wasser heiss
Wassermelone
Weißdorn
Weiße Bohnen
Weißkohl/Weißkraut
Weißwurz
Weizen
Weizen Bulgurweizen
Weizen Fladenbrot
Weizen Gras Pulver
Weizen Gries
Weizen Mehl
Weizen Mehl Vollkorn
Weizen/Roggen Grau- Schwarzbrot mit Hefe
Weizengrassaft
Weizenkeimöl
Weizenkleie
Wermutkraut
Wildkräuter
Wildschwein Fleisch
Wirsing/Grünkohl
Yamswurzel, Yamswurzelknolle
Yogitee
Ziegen- und Schafsblut
Ziegen- und Schafsmilch
Ziegenkäse
Zimtpulver
Zimtstange
Zitrone
Zitrone Saft
Zitrone Schale
Zitrone, Limette
Zitronengras
Zitronenmelisse (frisch)
Zitronenmelisse (getrocknet)
Zucchini
Zucker Fructose Fruchtzucker
Zucker Glukose Traubenzucker
Zucker Milchzucker
Zwetschken
Zwiebel rot
Zwiebel weiss

4.3 Zutaten verwenden: wenig

Aal
Aal geräuchert
Acerola Fruchtnektar oder Pulver
Agavendicksaft
Ahornsirup
Aloesaft
Ananas (aus der Dose)
Apfel (süß)
Apfelmus
Apfelsaft (Naturtrüb)
Aprikose getrocknet
Aprikosen Marmelade
Aprikosennektar
Banane
Banane Kochbanane
Bier (alkoholarm)
Bier (alkoholfrei)
Bier (Altbier)
Bier (Pils)
Birnensaft
Bitter Lemon
Bitterlikör
Blätterteig
Brie
Brombeermarmelade
Brötchen (Semmel)
Butter Bio
Colagetränk
Creme fraiche
Datteln getrocknet
Edamer
Emmentaler
Ente (Frühmastente, schlachtfrisch)
Ente (Herz)
Entenei
Erdbeermarmelade
Erdbeersaftgetränk
Erdnuss (geröstet)
Erdnussbutter
Feige getrocknet
Fruchtzucker (Fruktose,
Traubenzucker)
Gans
Gans (Gänseklein)
Gans (Gänseschmalz)
Ginsenglikör
Gorgonzola
Gouda
Heidelbeermarmelade
Heidelbeersaft
Himbeere getrocknet (unreife)

Himbeermarmelade
Hirsch Nieren
Honig
Honigwein (Met)
Huhn Herz
Huhn Leber
Huhn Magen
Joghurt (natur, 3,5 % Fett)
Johannisbeermarmelade (rot)
Johannisbeermarmelade (schwarz)
Johannisbeernektar (schwarz)
Kaninchen Leber
Kirschenkompott
Kirschsaft
Kokosfett
Kokosflocken
Kokosnussfleisch
Kokosraspeln
Kompott (Früchte der Saison)
Korinthen (rot)
Korinthen (schwarz)
Kuhmilch (Vollmilch 3,5 % Fett)
Lamm Leber
Lamm Nieren
Laugengebäck
Löffelbiskuit
Lycheelikör
Malzbier
Mandeln Marzipan
Mangold
Mangosaft
Margarine
Margarine (Diät)
Marillen
Marillensaft
Mascarpone
Maulbeerfrucht
Mayonnaise 50%
Obstmischung Fruchtsaft
Orangenmarmelade
Orangensaft
Paranuss
Parmesan
Pflaume getrocknet
Preiselbeermarmelade
Prosecco
Reis Süßer
Rind Herz
Rind Herz (Kalb)
Rind Leber
Rind Magen

Rind Niere
Rind Ochsenschwanzstücke
Rind Suppenfleisch
Rosinen
Rotkohl
Rum
Sahne sauer 20%
Sahne sauer 30%
Sahne, süß 30%
Salz
Salz Kräutersalz
Sauerrahm 15% Fett
Schaffleisch
Schmelzkäse 30%
Schnaps
Schokolade
Schwein Darm
Schwein Herz
Schwein Hirn
Schwein Leber
Schwein Magen
Schwein Markknochen
(Röhrenknochen)
Schwein Mettwurst
Schwein Nieren
Schwein Schinkenspeck
Sherry
Tomatensaft
Tonicwasser
Topfen (Quark) 40%

Trauben rot
Trauben weiß
Traubensaft rot
Traubensaft weiß
Vanillezucker natur
Wachtel
Wachtel Ei
Walnüsse geröstet
Weißbrot (Weizenbrot)
Weißbrot Baguette
Weißbrot Brösel (Weizenbrot)
Weißbrot Knödelbrot (Weizenbrot)
Weißbrot Salzstangerl
Weißbrot Semmel
Weißwein
Weizen Bier
Weizen Flocken
Wermut
Ziege
Ziegen- und Schafshirn
Ziegen- und Schafsleber
Ziegen- und Schafsmagen
Zucker (Staubzucker)
Zucker (weiß, aus Rüben)
Zucker braun
Zucker Kandis weiß
Zucker Melasse
Zucker Palmzucker
Zucker Ursüße (Zuckerrohr) süß

4.4 Kontraindikativ wirkende Lebensmittel nicht verwenden

Bratöl
Butterschmalz
Mayonnaise 80%
Rind Knochenmark

Schimmelkäse
Schwein Bratwurst
Schwein Fett
Schwein Schmalz

5 Komplementär

5.1 Fertiggetränk

5.1.1 Aronia (Apfelbeeren)

Gegen freie Radikale. Aufgrund des hohen Flavonoid-, Folsäure, Vitamin-K- und Vitamin-C-Gehalts zählt die Aronia zu den Heilpflanzen. Die Aronia sind im Fachhandel als getrocknete Beeren, als Saftkonzentrat, als Tee und als Getränk erhältlich.

1-2 Glas pro Tag

Aufgrund des hohen Flavonoid-, Folsäure, Vitamin-K- und Vitamin-C-Gehalts zählt die Aronia zu den Heilpflanzen. Die Aronia sind im Fachhandel als getrocknete Beeren, als Saftkonzentrat, als Tee und als Getränk erhältlich.

5.2 Heil-Tee (Aufguss)

5.2.1 Cannabis

Hohe Effizienz bei der Bekämpfung von Chemotherapie bedingten Nebenwirkungen. Schmerzlindernd.

Ein unverständlicherweise immer noch leicht kontroverses Thema ist die Anwendung des vergleichsweise mild wirkenden Marihuanas bei Krebs, besonders wenn man sich mal Folgen und Umfang des alltäglichen klinischen Einsatzes von Morphium -einer dem Heroin verwandten Substanz- vor Augen führt. Marihuana zeigte im Tierversuch direkt tumorhemmende und Lebensverlängernde Wirkung. Außerdem unterdrückt der im Cannabis enthaltene Wirkstoff Delta-9-Tetrahydrocannabinol (THC) offenbar die Reproduktion von Gamma-Herpesviren, welche im Verdacht stehen Krebs auszulösen. Das Haupteinsatzgebiet von Cannabis bei Krebs ergibt sich allerdings aus seiner hohen Effizienz bei der Bekämpfung von Chemotherapie bedingten Nebenwirkungen. In der Vergangenheit wurden zwar eine Reihe von Medikamenten -in der Regel Phenothiazine und Butyrophenone- entwickelt welche diese Nebenwirkungen, üblicherweise Übelkeit und Erbrechen, mehr oder weniger erfolgreich unterdrücken sollten, jedoch scheint nach Aussage von Wissenschaftlern die Wirkung von Cannabis diesen Substanzen klar überlegen zu sein, wobei es jedoch manchmal Dosierungen bedarf, die einen Einfluss auf das Zentralnervensystems möglich erscheinen lassen, d.h. es kann zu einem

leichten Rausch kommen. In einer randomisierten Doppelblindstudie wurde 23 Kindern in Chemotherapie das synthetische Cannabinoid 'Nabilon' als Mittel gegen ihre Chemotherapie bedingten Nebenwirkungen verabreicht. 18 von ihnen schlossen die Studie erfolgreich ab. Sie litten dabei alle unter weniger Übelkeit und Erbrechen als die Kinder der Kontrollgruppe. Bei 2/3 von ihnen zeigte sich außerdem Nabilon vergleichbaren Mitteln gegenüber als überlegen. Nebenwirkung waren Schläfrigkeit und Benommenheit.
Die Resorption anderer, gleichzeitig eingenommener Arzneimittel kann verlangsamt oder behindert werden.
Bei Überdosierung: Übelkeit, Erbrechen, Diarrhöe, Gereiztheit.

5.2.2 Kümmel

Fördert Verdauung. Gut gegen Appetitlosigkeit, Magenschwäche, Diarrhöe, Übelkeit, Darmkoliken, Magenkrämpfe, Husten.

5.2.3 Rooibos

Antioxidativ, entzündungshemmend, krebshemmend, schützt durch enthaltene Flavonoide, positive Wirkung auch auf Alzheimer, Arteriosklerose. Antiallergisch, hemmt die Histaminausschüttung. Antibakteriell, antiviral, antifungal, entgiftend (basisch).
3-4 Teelöffel Rooibos mit einem Liter kochendem Wasser überbrühen und 6-10 Min. ziehen lassen. Bei weichem Wasser benötigen Sie weniger Tee für die Zubereitung, bei härterem Wasser empfehlen wir eine höhere Dosierung.

5.2.4 Wermut

Gut gegen Appetitlosigkeit, Verdauungschwäche, Magenkrämpfe, Blähungen, Gastritis, Erschöpfung, Reizbarkeit, Medikamenten- und Nahrungsmittelunverträglichkeit, Fieber, Grippale Infekte, Parasiten.
1 TL auf 1/2l Wasser
Wermut - Wird nicht nur verwendet, um Würmer zu eliminieren; er ist außerdem eine höchst wirksame Leber- und Verdauungshilfe. Er ist auch dabei behilflich, Blockaden zu entfernen, die eine träge Menstruation erzeugen. Es ist immer am Besten dieses Kräutermittel in Verbindung mit anderen Kräutern einzunehmen.
Medizinische Anwendungen: Blutarmut, Arthritis, Blähungen, Kreislauf, Erkältungen, Verstopfung, Depression, Ödeme, Ohrenschmerzen, Fieber, Frauenleiden, Winde, Gallenblase, Gallensteine, Gicht, Herzbrennen, Hepatitis, Gelbsucht, Nierenleiden, morgendliche Übelkeit, Übelkeit, Fettleibigkeit, Parasiten, Rheumatismus, Magenleiden, Würmer.
Eigenschaften: Abortiv wirkend, alterativ, Appetit fördernd, Wurmmittel,

antibiotisch, Anti-Depressionsmittel, entzündungshemmend, fiebersenkend, antiseptisch, aromatisch, Bittertonikum, Mittel gegen Blähungen, galletreibend, verdauungsfördernd, Eintritt der Monatsblutung förderndes Mittel, magenstärkend, Wurmmittel.
Nicht in der Schwangerschaft verwenden.

5.3 Kaltauszug (Mazerat)

5.3.1 Sennesblätter

Hilft bei chronischer und akuter Obstipation mit trockenem Stuhl, abdominales Spannungsgefühl, Koliken bei Pankreatitis, Cholezystitis.
1–2 g getrocknete Blätter für Mazerat; 1–2 ml Tinktur.
Nur für den kurzfristigen Gebrauch (1 bis 2 Wochen), da die Wirkung nach einer Latenzzeit von 10–12 Stunden nach der Einnahme eintritt. Vor dem Zu-Bett-Gehen einnehmen.

5.4 Kapseln

5.4.1 Holunderschwamm, Chinesische Morchel, Mu Err

Ähnlich entzündungshemmender Effekt wie Aspirin, diesem gegenüber jedoch die klaren Vorteile, weder die Blutgefäße zu beschädigen noch die Produktion der Magenschleimhaut zu hemmen. Er wirkt befeuchtend auf die Schleimhäute.
Der Mineralstoff- und Spurenelementanteil beträgt ca.5,4% des getrockneten Pilzes. Davon ist ca. ein Drittel Kalium, gefolgt von Kalzium, Natrium, Silizium, Magnesium und Phosphor. An Vitaminen ist momentan nur Vitamin B1 zu nennen. Der Pilz enthält reichlich ß-D-Glucane, Polysaccharide, Glykoproteine und Aminosäuren.

5.5 Komplementäre Anwendung

5.5.1 Akupunktur

Die Akupunktur gehört zu den Nerven oder Organe regulierenden Therapien.
Traditionelle Chinesische Medizin (TCM) bezeichnet meist eine Auswahl von diagnostischen und therapeutischen Verfahren,
 die im chinesischen Kulturkreis in vielen Jahrhunderten angewandt wurden.
Das chinesische Wort für Akupunktur besteht aus zwei Teilworten, die die Hauptanwendung der Akupunktur beschreiben, nämlich dem Einstechen der Nadel in die Akupunkturpunkte und dem Erwärmen (Moxibustion) der

Punkte. Akupunktur in der Ming-Dynastie (1368–1644). Bibliothèque Nationale, Paris. In der Akupunktur wird die Existenz von 361 Akupunkturpunkten angenommen, die auf den Meridianen angeordnet sind. Demnach gibt es zwölf Hauptmeridiane, die jeweils spiegelverkehrt auf beiden Körperseiten paarig angelegt sind, acht Extrameridiane und eine Reihe von so genannten Extrapunkten. Nach Meinung der Anhänger der Traditionellen Chinesischen Medizin wird durch das Einstechen der Nadeln der Fluss des Qi beeinflusst. Die Akupunktur gehört zu den Umsteuerungs- und Regulationstherapien. Noch älter als die Akupunktur ist die Akupressur. Hier werden die Punkte mit Hilfe der Fingerkuppen massiert. Das Konzept der Ohrakupunktur (auch Auriculotherapie genannt) wurde vom französischen Arzt Paul Nogier entwickelt. 1954 berichtete er erstmals in der Deutschen Zeitschrift für Akupunktur über seine Erfahrungen und 1961 stellte er seine Diagnose- und Therapieform auf einem Akupunkturkongress in Deutschland vor. Die Behandlung über das Ohr ist zwar auch aus der chinesischen Akupunktur bekannt, es werden dort jedoch nur wenige Punkte – und diese auch nur selten – verwendet. Daneben besteht noch das Konzept der koreanischen Handakupunktur, bei der die Meridiane fast komplett auf den Händen abgebildet sind, sowie das der Schädelakupunktur mit Abbildung der Meridiane auf den Schädel. Ähnliche Vorstellungen stecken auch hinter der Fußakupunktur.

Heutzutage wird immer öfter von der Krankenversicherung die Akupunktur zur Schmerztherapie angeboten. Auch bei Krankenhausaufenthalten kann eine Therapie in Anspruch genommen werden. Die Therapie kann mit Nadeln aber auch sanfter mit Pflaster selbst während der Chemotherapie durchgeführt werden.

5.5.2 Apitherapie

Die Heilwirkung von Honig, Propolis, Blütenpollen, Gelee Royale und Bienengift: Propolis hat starke antibakteriellen, pilzhemmende und antiallergischen Eigenschaften und unterstützt dadurch jeden Heilungsprozess.

Das Heilen mit Bienenprodukten ist eine der ältesten Therapieverfahren. Die Heilwirkung von Honig, Propolis, Blütenpollen, Gelee Royale und Bienengift sind lange bekannt. Propolis hat starke antibakteriellen, pilzhemmende und antiallergischen Eigenschaften und unterstützt dadurch jeden Heilungsprozess. Blütenpollen ist aufgrund seines Reichtums an essentiellen Aminosäuren, sekundären Pflanzenstoffen (u. a. Flavonoide), organisch gebundenen Mineralstoffen und Vitaminen ein wichtiges Mittel zur Stärkung der Abwehrkräfte. Das Wachstum von Krebszellen (Neuroblastom) könnte gehemmt werden. Der Wirkstoff Artepillin C soll die Bildung neuer Blutgefäße im Tumor hemmen, was zum Aushungern und damit zur Schrumpfung führen kann. Heute weiß man, dass die Entstehung bestimmter Krebsarten im Zusammenhang mit Viren steht. In dem Propolis seine antivirale Wirkung entfaltet, kann eine krebsvorbeugende und krebshemmende Wirkung entstehen.

5.5.3 Ayur Veda

Ayurveda ist eine Kombination aus empirischer Naturlehre und Philosophie, welche die Ausgewogenheit des Körpers anstrebt.
Ayurveda hat einen ganzheitlichen Anspruch, da der ganze Mensch mit einbezogen wird. Es werden pflanzliche Heilmittel verabreicht, welche eingenommen oder aufgetragen werden. Dadurch werden Organe gestärkt oder eine Entgiftung/Entschlackung angeregt.
Speziell bei Krebs wird das Ungleichgewicht verschiedener Elemente beschrieben und behandelt. Die Methoden der Schulmedizin mit Chirurgie, Strahlentherapien und andere Behandlungsmethoden ähneln denen der Ayurveda in vielen Punkten.

5.5.4 Einschlafkissen mit Hopfenzapfen

Entspannend, ausgleichend, stimmungsaufhellen.
Bei Bedarf anwenden.

5.5.5 Enzympräparate

Enzyme sind Proteinketten, die biochemische Reaktionen auslösen. Sie könnten Umweltgifte neutralisieren und freien Radikalen, Bakterien, Viren und Pilzen entgegenwirken.
Die Dosierung für eine Therapie und eine Kombination von Präparaten legt der Arzt für jeden Patienten individuell fest.
Bei einer Erkrankung der Bauchspeicheldrüse verschreibt der Arzt Enzympräparate. Hierfür verwendet man Enzyme, die aus der Bauchspeicheldrüse des Hausschweins stammen.
Durch Zufuhr von Enzymkombination geht man davon aus, dass das Immunsystem positiv beeinflusst oder die Entzündungsheilung gegebenenfalls beschleunigt wird.
Die Einnahme von Enzympräparaten löst manchmal allergische Reaktionen aus. In einigen Fällen tritt eine Verdauungsstörung in Form von Blähungen, Übelkeit, Bauchschmerzen, Erbrechen und Durchfall auf.
Keine Enzymtherapie während der Schwangerschaft.

5.5.6 Hyperthermie

Künstlich erzeugte Temperaturerhöhung in Organen.
Die künstlich erzeugte Temperaturerhöhung (Therapeutische Hyperthermie oder Onkothermie) wird zur Behandlung einiger Krebserkrankungen angewendet. Dabei werden entweder der gesamte Körper oder einzelne Bereiche des Körpers durch Wärmestrahlung erwärmt (Mikro- oder Radiowellen, bzw. durch Infrarotstrahler). Sie wird meistens mit Strahlen- oder Chemotherapie kombiniert. In der Behandlung von Krebserkrankungen wird sie vor allem dann eingesetzt, wenn andere Verfahren (Operation, Strahlentherapie, Chemotherapie) keinen ausreichenden Erfolg mehr versprechen, das heißt, wenn die Patienten austherapiert sind. Interesse ist dabei allgemeine Leistungssteigerung und die Steigerung der Immunabwehr welches als Ergänzung von Krebstherapien hilfreich ist. Computergesteuert werden Radiowellen in Tumorbereiche gebündelt, und es erfolgt eine Erwärmung auf 42 bis maximal 44 °C. Die Temperatur wird für ca. 60 bis 90 Minuten aufrechterhalten. Es wurde festgestellt, dass die Zytostatika bei einer Chemotherapie bei Temperaturen über 40 °C deutlich aggressiver wirken als bei normaler Körpertemperatur. Durch Überhitzung geschädigte Tumorzellen können leichter durch eine Strahlentherapie bekämpft werden, weil ihre Reparaturfähigkeiten herabgesetzt sind.
Untersuchungen haben weiterhin ergeben, dass Krebszellen bei einer Erwärmung auf ca. 42 °C im Gegensatz zu gesundem Gewebe besonders geartete Eiweißstrukturen auf ihrer Oberfläche bilden. Diese Eiweißstrukturen (Hitzeschockproteine), werden meistens vom Abwehrsystem als körperfremd erkannt, so dass die Krebszellen vom Abwehrsystem des Körpers zerstört werden können. Bei Temperaturen bis 46 °C innerhalb des Tumors kann die Wirkung einer gleichzeitig angewandten Strahlen- oder Chemotherapie verstärkt werden. Die Wärme beeinträchtigt aber auch Proteine, die dafür verantwortlich sind, dass chemoresistente Tumorzellen die für Diese schädlichen Zytostatika aus den Zellen wieder herausschleusen können. Fallen diese Ausschleusesysteme durch Wärmeeinwirkung aus, sterben selbst chemoresistente Tumorzellen, weil die Wirkstoffe weiterhin in den Zellen verbleiben.

5.5.7 Klangschalentherapie

Durch Klangwellen, die beim Anschlagen einer Klangschale entstehen, lernen die Betroffenen, sich wieder zu entspannen.
Viele Krebs-Patienten leiden vor allem psychisch unter ihrer Erkrankung. Sie können sich nicht mehr richtig entspannen und haben große Angst. Ihnen kann die Klangschalentherapie helfen. Durch Klangwellen, die

beim Anschlagen einer Klangschale entstehen, lernen die Betroffenen, sich wieder zu entspannen. Durch die tiefe Entspannung können aber auch Entscheidungen oder Erkenntnisse besser wahrgenommen werden welche einer erfolgreichen Krebstherapie helfen. Die Therapeuten können zu speziellen Fragestellungen motivieren und dann die Patienten in die Entspannung führen. Im Zustand dieser tiefen Entspannung können die Gedanken dann um so ein Thema kreisen gelassen werden und so eine Verarbeitung von Erfahrungen leichter bewältigt werden.

5.5.8 Lichttherapie

Lichttherapie ist eine komplementäre und schonende Behandlung gegen saisonale Depressionen.
Heute gibt es mit der Lichttherapie, ein komplementäre und schonende Behandlung gegen saisonale Depressionen. Die meisten Patienten fühlen sich bereits nach wenigen Anwendungen wesentlich besser und ein überwältigend hoher Prozentsatz kann sogar dauerhaft vom sogenannten SAD-Syndrom (Erschöpfungssyndrom) geheilt werden. Speziell bei chronischen Erkrankungen können die positiven Wirkungen auf die Psyche stimulieren und so einen Heilerfolg unterstützen.
Eine punktuelle Lichttherapie kann bei Hautkrebs oder im Bereich von Mund und Rachentumoren eingesetzt werden. Dabei wird zunächst eine lichtempfindliche Substanz verabreicht und danach mit speziellen Lichtfrequenzen bestrahlt. Bei der Bestrahlung bilden sich aus den lichtempfindlichen Substanzen aggressive Sauerstoff Moleküle, welche die Tumorzellen direkt abtöten oder zum Verschluss von Blutgefäßen führen, wodurch ebenfalls Tumorzellen abgetötet werden. Das gesunde Gewebe in der Umgebung wird weitestgehend geschont.

5.5.9 Misteltherapie

Die Misteltherapie ist die am besten dokumentierte komplementäre Begleitung zur klassischen onkologischen Krebstherapie
Die Misteltherapie ist die am besten dokumentierte komplementäre Begleitung zur klassischen onkologischen Krebstherapie Sie besteht aus einem wässrigen Extrakt der Mistel. Dieser Extrakt wird mit einer Spritze unter die Haut gespritzt. Immer mehr Ärzte und Patienten vertrauen auf ihre verlässliche und sichere Wirkung und die ausgezeichnete Verträglichkeit. Die Wirkung der Misteltherapie ist eine bessere Verträglichkeit der Chemotherapie. Die Verbesserung des Allgemeinzustandes (Verringerung der Pflegebedürftigkeit und Besserung der körperlichen und mentalen Befindlichkeit) sowie eine Verbesserung von Schlaf und Appetit. Auch eine Reduktion von Schmerz ist feststellbar. Die Misteltherapie wird von Ihrem Arzt verordnet (Rezept).

Mit diesem Rezept holen Sie sich dann in der Apotheke das Arzneimittel. Im Vergleich zum praktischen Nutzen sind die Kosten der Therapie sehr gering; egal ob sie von der Krankenkasse bezahlt wird, oder nicht (die Genehmigung variiert).

5.6 Speisezugabe

5.6.1 Beifuß

Reduziert Blutungen, lindert Schmerzen. In der Küche wird Beifuß als Gewürz für fettes Essen benutzt. Da er viele Bitterstoffe enthält, kurbelt er die Fettverbrennung an und fördert die Verdauung.
3-10 g
Nicht in der Schwangerschaft verwenden.

5.6.2 Stevia (Süßkraut)

Süßstoff für Diabetiker oder für Gewichtsreduktion. Blutdrucksenkende, antimikrobielle, gefäßerweiternde Wirkung.
Achtung - mit Ihrem Arzt oder Therapeuten absprechen.
Als Süßstoff, getrocknet oder frisch.
In einigen Studien wurden fruchtschädigende und mutagene Wirkungen in Hamstern und Ratten beschrieben, außerdem eine Mutagenität in vitro. In der EU als Lebensmittel nicht zugelassen. Stevia-Anhänger wittern dahinter eine Verschwörung der Zuckerlobby und Voreingenommenheit der EU-Kommission. Schließlich wird Steviosid in Asien seit Jahrzehnten als Süßstoff verwendet – bisher ohne negative Folgen.
Die der WHO vorliegenden Studien bezüglich der Auswirkungen von Steviol in vivo haben keine Hinweise auf mutagene Wirkungen am Menschen ergeben. Nur auf eigene Gefahr verwenden.

5.7 Verschiedene Möglichkeiten

5.7.1 Mariendistel

Gut gegen Koliken, Krämpfe, Schmerzen im Oberbauch, Obstipation, Leberzirrhose, Fettleber, Pankreaserkrankungen.
Ein wichtiges Lebermittel in der westlichen Naturheilkunde, besonders zur Entgiftung und als Antitoxin. Selten als Teedroge verwendet, da wichtige (antitoxische) Inhaltsstoffe schlecht wasserlöslich sind.
Kann leicht laxierend wirken.

5.7.2 Reishi

Regeneriert die Leber, wirkt entgiftend und entzündungshemmend. Gut gegen chronischer Hepatitis, Schwellungen, Rötungen und Juckreiz. Reguliert das Immunsystem, weckt und unterstützt die Selbstheilungskräfte. Verbessert die Sauerstoffsättigung des Blutes. Als Zugabe zu Tee, Kakao oder Kaffee. Als Kapseln, Extrakt, Pulver oder ganzer Pilz.
Reishi ist reich an Mineralstoffen und Spurenelementen Magnesium, Kalium, Calcium, Eisen, Zink, Kupfer, Mangan und organisch gebundenes Germanium, welches in der Tumortherapie und für die Interferonproduktion eine große Rolle spielt. Wertvollen Polysaccharide, Glykoproteine, Proteoglykane, Triterpene, Sterole, Alkaloide und eine Vielzahl weiterer hochaktiver Wirksubstanzen.

5.7.3 Schmetterlingsporling, Yun Zhi, Kawaratake

Stark antioxidative und das Immunsystem modulierende Wirkung. Regenerative Wirkung auf Leber und Milz.
Einer der wichtigsten Vitalpilze bei erregerbedingten Erkrankungen. Sowohl gegen Viren wie Coxackie-, Epstein Barr- oder Human Papilloma, als auch gegen Protozoen (Einzeller) wie Leishmanien und den Malariaerreger. Des Weiteren hemmt der Pilz Hefepilze wie Candida albicans und Bakterien wie Strepto- und Staphylokokken.
Der Coriolus ist ein sehr gut verträglicher Pilz, sollte aber in der Schwangerschaft wegen seiner antiöstrogenen Wirkung nicht eingenommen werden.

5.7.4 Tintenpilz, Schopftintling, Spargelpilz

Entzündungshemmend, senkt Blutzucker, regt Peristaltik an. Der Spargelpilz enthält viel Vitamin C und B3, Riboflavin und Thiamin. Der getrocknete Pilzes besteht zu 22-38% aus Eiweiß, darin enthalten 20 freie Aminosäuren. Hoher Mineral- und Spurenelementgehalt. Stark antioxidativ und entzündungswidrig wirkend. Senkt den Blutzucker. Das beruht zum Großteil auf den hohen Gehalt organisch gebundenem Vanadium. Hoher Gehalt an Lektine regt die Peristaltik an.
Sie können empfindlich mit Durchfällen reagieren, probieren Sie zuerst keine Portionen aus.

6 Grundlagen der Ernährung

Die hier beschriebenen Grundlagen der Ernährung zeigen allgemeine Empfehlungen und beziehen sich nicht auf eine spezielle Therapieform. Die Empfehlungen der Therapie haben Vorrang.

6.1 Ernährung

Die regelmäßige Einnahme von Mahlzeiten in entspannter Atmosphäre. Ein wärmendes Frühstück gilt als guter Start in den Tag. Mittags sollte die Hauptmahlzeit stattfinden - das Abendessen am frühen Abend.

Die Beachtung von Hunger- und Sättigungsgefühlen: Nicht überessen und nicht hungern, so lautet die Regel.

Die frische Zubereitung der Speisen aus naturbelassenen, regionalen Produkten. Tiefgekühlte, hitzekonservierte, industriell vorgefertigte oder mikrowellengegarte Lebensmittel werden gemieden.

Die Auswahl von Lebensmittel nach der Jahreszeit: Im Sommer mehr kühlende Nahrung, im Winter mehr wärmende Nahrung.

Mindestens zweimal am Tag Gekochtes essen. Speisen und Getränke sollen möglichst handwarm, niemals eiskalt oder heiß sein.

Rohkost, kurz gegartes Gemüse, frisch gepresste Säfte und Mineralwasser werden üblicherweise nicht empfohlen. Milch und Milchprodukte stehen nur dann auf dem Speiseplan, wenn sie problemlos vertragen werden.

Therapeutische Rezepte nicht über einen längeren Zeitraum ohne Rücksprache mit dem Arzt oder Therapeuten einnehmen.

1. Vielseitig essen
Lebensmittelvielfalt genießen. Merkmale einer ausgewogenen Ernährung sind abwechslungsreiche Auswahl, geeignete Kombination und angemessene Menge nährstoffreicher und energiearmer Lebensmittel. (Einerseits Schutz vor Unterversorgung mit essentiellen Nährstoffen und andererseits Schutz vor einer überhöhten Zufuhr unerwünschter Inhaltsstoffe.)

2. Reichlich Getreideprodukte - und Kartoffeln
Brot, Nudeln, Reis, Getreideflocken (am besten aus Vollkorn), sowie

Kartoffeln enthalten kaum Fett, aber reichlich Vitamine, Mineralstoffe, Spurenelemente sowie Ballaststoffe und sekundäre Pflanzenstoffe. Diese Lebensmittel sollten mit möglichst fettarmen Zutaten verzehrt werden.

3. Gemüse und Obst - Nimm "5" am Tag ...

5 Portionen Gemüse und Obst am Tag, möglichst frisch, nur kurz gegart, oder auch eine Portion als Saft – idealerweise zu jeder Hauptmahlzeit und auch als Zwischenmahlzeit: Damit werden reichlich Vitamine, Mineralstoffe sowie Ballaststoffe und sekundären Pflanzenstoffe (z.B. Carotinoiden, Flavonoiden) zugeführt. Das Beste, was man für die eigene Gesundheit tun kann.

4. Täglich Milch und Milchprodukte, ein- bis zweimal in der Woche

Fisch; Fleisch, Wurstwaren sowie Eier in Maßen. Diese Lebensmittel enthalten wertvolle Nährstoffe, wie z.B. Calcium in Milch, Jod, Selen und Omega-3-Fettsäuren in Seefisch. Fleisch ist wegen des hohen Beitrags an verfügbarem Eisen und an den Vitaminen B1, B6 und B12 vorteilhaft. Mengen von 300 - 600 g Fleisch und Wurst pro Woche reichen hierfür aus. Fettarme Produkte bevorzugen, vor allem bei Fleischerzeugnissen und Milchprodukten.

5. Wenig Fett und fettreiche Lebensmittel

Fett liefert lebensnotwendige (essenzielle) Fettsäuren und fetthaltige Lebensmittel enthalten auch fettlösliche Vitamine. Fett ist besonders energiereich, daher kann zu viel Nahrungsfett Übergewicht fördern, möglicherweise auch Krebs. Zu viele gesättigte Fettsäuren fördern langfristig die Entstehung von Herz-Kreislauf-Krankheiten. Pflanzliche Öle und Fette bevorzugen (z.B. Raps-, Oliven- und Sojaöl und daraus hergestellte Streichfette). Auf unsichtbares Fett achten, das in Fleischerzeugnissen, Milchprodukten, Gebäck und Süßwaren sowie in Fast-Food- und Fertigprodukten meist enthalten ist. Insgesamt 70 - 90 Gramm Fett pro Tag reichen aus.

6. Zucker und Salz in Maßen

Nur gelegentlich Zucker und Lebensmittel, bzw. Getränke verzehren, die mit verschiedenen Zuckerarten (z.B. Glucose Sirup) hergestellt wurden. Kreativ mit Kräutern und Gewürzen und wenig Salz würzen. Jodiertes Speisesalz bevorzugen.

7. Reichlich Flüssigkeit

Wasser ist absolut lebensnotwendig. Jeden Tag rund 1-2 Liter Flüssigkeit trinken. Wasser (ohne oder mit Kohlensäure) und andere kalorienarme Getränke bevorzugen. Alkoholische Getränke sollten nicht konsumiert werden.

8. Schmackhaft und schonend zubereiten

Die jeweiligen Speisen bei möglichst niedrigen Temperaturen garen,
soweit es geht kurz, mit wenig Wasser und wenig Fett - das erhält den
natürlichen Geschmack, schont die Nährstoffe und verhindert die Bildung
schädlicher Verbindungen.

9. Sich Zeit nehmen und das Essen genießen

Bewusstes Essen hilft, richtig zu essen. Auch das Auge isst mit. Sich
beim Essen Zeit lassen. Das macht Spaß, regt an, vielseitig zuzugreifen
und fördert das Sättigungsempfinden.

10. Auf das Gewicht achten und in Bewegung

Ausgewogene Ernährung, viel körperliche Bewegung und Sport (30 bis
60 Minuten pro Tag) gehören zusammen. Mit dem richtigen
Körpergewicht fühlt man sich wohl und fördert die Gesundheit.
Thermik, Wirkrichtung, Verdauungskraft
Es gibt unterschiedliche Kriterien, die Wirksamkeit von Kräutern und
Lebensmittel zu beurteilen. Der Einsatz der Kräuter und Zutaten basiert
auf Beobachtung, was die Lebensmittel, Kräuter und Gewürze nach
ihrem Verzehr im Körper bewirken. In der Medizin hat sich daraus
folgendes System entwickelt: Jede Zutat oder Kraut hat eine
Wirkrichtung. Außerdem gibt es noch Kräuter, die eine besondere
Wirkung auf bestimmte Organe haben.

Voraussetzung für einen gesunden Stoffwechsel ist es, darauf zu achten,
dass wir ausreichend Energie aus der Nahrung gewinnen und der
Verdauungsprozess so wenig Energie wie möglich verbraucht. Eine
bekömmliche Mahlzeit macht zufrieden und satt, verursacht keine
Blähungen und keine Müdigkeit nach dem Essen. Richtiges Würzen
erhöht die Bekömmlichkeit unserer Speisen. Es genügen oft schon
geringe Mengen an Kräutern und Gewürzen. Sie dienen nicht dazu, uns
satt zu machen, sondern helfen unseren Verdauungsorganen, die
Nahrung zu verdauen.

6.2 Rezepte

Die Rezepte zeigen Ihnen welche Zutaten verwendet werden sowie mit
der Kochanleitung wie diese zubereitet werden. Bei den Zutaten wird
neben den Mengenangaben auch die Wichtigkeit für die Therapie
angezeigt. Wenn dabei angezeigt wird "weniger als angegeben"
versuchen Sie diese Empfehlung einzuhalten oder eine Alternative aus

der Liste der "Empfohlenen Lebensmittel" zu finden. Meistens ist es nur eine leichte geschmackliche Änderung wenn Sie diese Zutat gänzlich weglassen.

Schonende Kochmethoden: Kochen, dämpfen, pochieren, dünsten
Scharfe Kochmethoden: Grillen, rösten, anbraten, räuchern
Ausgeglichene Kochmethoden: Frittieren, Römertopf

Auf das Einfrieren und erwärmen in der Mikrowelle sollte verzichtet werden (Denaturierung).

6.3 Lebensmittel

Lebensmittel wirken wie Heilkräuter auf Körper und Geist, nur wesentlich sanfter. Die Ernährungsberatung stützt sich hauptsächlich auf heimische Lebensmittel. Das Wissen über die Wirkungsweisen jedes einzelnen Lebensmittels und das Wissen wann welche Lebensmittel zur Anwendung kommen, entstammt der Schulmedizin. Verwende Sie möglichst Erzeugnisse aus ökologischen-biologischem Landbau.

Da wegen der besseren Verdaulichkeit grundsätzlich alles lange gekocht und kaum roh gegessen wird, ist die Verträglichkeit hervorragend.

Die Einteilung der Lebensmittel entsprechend ihrer Wirkung auf den Körper und bildet die Basis, um einen ausgewogenen und harmonischen Gesundheitszustand im Körper zu erreichen.

Grundsätzlich empfiehlt die Ernährungsberatung keine bestimmten Lebensmittel für Jedermann. Ausschlaggebend für den individuellen Speiseplan ist vor allem die persönliche Konstitution.

Kaufen Sie nur frisches und reifes Obst und Gemüse ein. Braune Stellen, welke Blätter aber auch unreifes Obst und Gemüse sollten Sie im Supermarkt zurücklassen. Greifen Sie dann zu Tiefkühlware (keine Fertiggerichte!). Tiefkühlobst und -gemüse werden kurz nach dem Ernten schockgefroren und enthalten deshalb oftmals mehr Vitamine und Mineralstoffe, als die Ware aus der Obst- und Gemüsetheke! Konserven- und Dosenware dagegen enthält wesentlich weniger Biostoffe. Zudem werden Letztere meist mit Salz, Zucker usw. angereichert. Lassen Sie die Zutaten nach dem Waschen nie im Wasser liegen, denn so gehen viele Vitalstoffe ins Wasser über! Putzen Sie Salate, Früchte und Gemüse erst unmittelbar vor Verzehr.

Beachten Sie bitte die hygienische Verarbeitung der Lebensmittel. Waschen Sie Ihre Salate, Früchte und Gemüse gründlich. Bei Gerichten mit Fleisch bereiten Sie zuerst die Zutaten vor und verarbeiten dann die Fleischprodukte. Reinigen Sie danach die Arbeitsflächen und Werkzeuge besonders gründlich. Holzunterlagen sollten regelmäßig mit leichtem Desinfektionsmittel behandelt werden um die Keimbildung einzuschränken.

Bewahren Sie Obst und Gemüse möglichst getrennt voneinander auf. Auch geerntete Früchte und Gemüse leben und strömen z.b. Ethylengas aus, das andere Sorten schneller reifen und altern lässt. Fleisch und Fisch in der verschlossenen Verpackung lassen oder in luftdichten Boxen im Kühlschrank aufbewahren.

6.4 Kräuter

Bei der Aufbewahrung und Lagerung von Heilkräutern, müssen gewisse Grundregeln beachtet werden. Grundsätzlich müssen Heilkräuter geschützt vor direkter Sonneneinstrahlung, vor Feuchtigkeit und vor heißen Temperaturen gelagert werden.

Als Gefäße für die Lagerung von Heilkräutern können Gläser, Keramik-Behälter und zur Not auch Plastik-Dosen eingesetzt werden. Plastik ist aber ein sehr unreines Material und sollte daher wirklich nur eine kurzfristige Notlösung sein. Bei Glasbehältern ist darauf zu achten, dass dunkles Glas verwendet wird.

Heilkräuter können nicht beliebig lange aufbewahrt werden. Die Haltbarkeit von Heilkräutern ist auf jeden Fall begrenzt. Durch die Haltbarkeitsdauer kann durch sachgerechte Lagerung wesentlich erhöht werden. So soll der Lagerplatz dunkel, eher kühl und absolut trocken sein. Ein Medizinschrank aus Holz, der nicht direkt bei einer Wärmequelle platziert ist wäre ideal. Um Ihre Heilkräuter nicht wegwerfen zu müssen, kaufen Sie nicht zu große Mengen an Heilpflanzen. Beschriften Sie die Behälter mit dem Namen des Heilkrauts und dem Datum der Ernte bzw. der Verarbeitung.

7 Weitere Ernährungsvorschläge

Folgende Syndrome der Diätetik, der TCM oder als Therapieergänzung bei Krebs sind verfügbar.

DIÄTETIK
1. Ernährung des Säuglings - Beikost
2. Ernährung in der Stillzeit
3. Ernährung im Alter
4. Ernährung von Kindern und Jugendlichen
5. Ernährung von Sportlern
6. Leichte Vollkost
7. Schwangerschaft
8. Vollkost

Eiweiß und Elektrolyt – Nieren
9. (Hämo-)Dialysebehandlung
10. Akutes Nierenversagen
11. Chronische Niereninsuffizienz
12. Nephrotisches Syndrom
13. Nierensteine (Nephrolithiasis)

Gastrointestinaltrakt - Bauchspeicheldrüse
14. Akute Pankreatitis (Entzündung der Bauchspeicheldrüse)
15. Chronische Pankreatitis (Entzündung der Bauchspeicheldrüse)

Gastrointestinaltrakt - Dünndarm und Dickdarm
16. Akute Obstipation (Verstopfung)
17. Chronische Obstipation (Verstopfung)
18. Colon irritabile
19. Divertikulitis
20. Erworbene Laktoseintoleranz (Laktosemalabsorption)
21. Fruktosemalabsorption
22. Glutensensitive Enteropathie (Zöliakie)
23. Kolektomie
24. Kurzdarmsyndrom

Gastrointestinaltrakt - Leber, Gallenblase, Gallenwege
25. Akute und chronische Hepatitis (Entzündung der Leber)
26. Cholelithiasis (Gallensteine)
27. Fettleber
28. Leberzirrhose

Gastrointestinaltrakt - Magen und Zwölffingerdarm
29. Akute Gastritis
30. Chronische Gastritis
31. Magenblutung
32. Ulcus ventriculi und Ulcus duodeni
33. Zustand nach Magenoperation

Gastrointestinaltrakt - Mundhöhle und Speiseröhre
34. Mundschleimhautentzündung
35. Ösophaguskarzinom (Speiseröhrenkrebs)
36. Reflüxösophagitis (Sodbrennen)

spezielle Krankheiten
37. Phenylketonurie (PKU)
38. Rheumatische Gelenkserkrankungen

Stoffwechsel
39. Adipositas (Übergewicht)
40. Diabetes mellitus
41. Essstörungen (Untergewicht)
Fettstoffwechsel
42. Hypercholesterinämie (erhöhter Cholesterinspiegel)
43. Hepatische Enzephalopathie
Herz- und Kreislauf
44. Arteriosklerose (Arterienverkalkung)
45. Herzinsuffizienz
46. Hypertonie (Bluthochdruck)
47. Hyperurikämie und Gicht
veränderter Nährstoffbedarf
48. bei Fieber
49. bei malignen Erkrankungen
50. nach Verbrennungen
51. Strahlen- und Chemotherapie

KREBS
100. Bauchspeicheldrüse
101. Blasenkrebs
102. Blutkrebs (Leukämie)
103. Brustkrebs
104. Darmkrebs
105. Magenkrebs
106. Nierenkrebs
107. Speiseröhrenkrebs

TCM
200. Blase - Feuchte Hitze in der Blase
201. Blase - Feuchtigkeit und Kälte in der Blase
202. Blase - Leere und Kälte in der Blase
203. Dickdarm - äussere Kälte befällt den Dickdarm
204. Dickdarm - Feuchte Hitze im Dickdarm
205. Dickdarm - Hitze blockiert den Dickdarm II akut
206. Dickdarm - Trockenheit des Dickdarms
207. Dickdarm - Yang Mangel (Kälte)
208. Herz - Blut Mangel
209. Herz - Blut Stagnation
210. Herz - Feuer
211. Herz - Heisser Schleim verstopft die Herzporen
212. Herz - Kalter Schleim verstopft die Herzporen
213. Herz - Qi Mangel
214. Herz - Yang Mangel
215. Herz - Yin Mangel
216. Leber - aufsteigender Leber-Yang
217. Leber - Blut-Mangel
218. Leber - Blut-Stagnation
219. Leber - feuchte Hitze in Leber und Gallenblase
220. Leber - Feuer
221. Leber - Gallenblase Qi-Leere
222. Leber - Kälte im Lebermeridian
223. Leber - Qi-Stagnation

224. Leber - Wind
225. Leber - Wind mit aufsteigendem Leber Yang
226. Leber - Wind mit Blutleere
227. Leber - Wind mit extremer Hitze
228. Lunge - Qi Mangel
229. Lunge - Schleim-Feuchtigkeit in der Lunge
230. Lunge - Schleim-Hitze in der Lunge
231. Lunge - Schleim-Kälte in der Lunge
232. Lunge - Trockenheit der Lunge
233. Lunge - Wind-Hitze befällt die Lunge
234. Lunge - Wind-Kälte befällt die Lunge
235. Lunge - Yin Mangel
236. Magen - Blutstagnation
237. Magen - Feuer
238. Magen - Magenkälte mit Flüssigkeit
239. Magen - Nahrungsstagnation
240. Magen - Qi Mangel
241. Magen - rebellierendes Magen Qi
242. Magen - Yin Leere
243. Milz - Hitze und Feuchtigkeit befällt die Milz
244. Milz - Kälte und Feuchtigkeit befällt die Milz
245. Milz - Qi Mangel
246. Milz - Qi Mangel + Absinkendes MilzQi
247. Milz - Qi Mangel + Milz kontrolliert das Blut nicht
248. Milz - Yang Mangel
249. Niere - Herz und Niere kommunizieren nicht mehr
250. Niere - Jing Mangel
251. Niere - Nieren können das Qi nicht empfangen
252. Niere - Qi ist nicht fest
253. Niere - Yang Mangel
254. Niere - Yin Mangel